Kirsten Wendt

Ich kann auch schlank

Mein Dukan-Diät-Tagebuch

1. Auflage 2014

Impressum

Kirsten Wendt
Bärenmarsch 21
31623 Drakenburg

www.kirstenwendt.de
Kontakt: wendt.kirsten@t-online.de

ISBN-13: 978-1501092893
ISBN-10: 1501092898

Satz: Kirsten Wendt

Bildnachweis:
Brunette woman © Kakigori Studio / Shutterstock.com
Overweight girl brunette © diavolessa / Fotolia.com

Druck: Create Space

Über die Autorin

Als Autorin für Online- und Printmedien erfüllte sich Kirsten Wendt vor einigen Jahren ihren großen Traum vom Schreiben. Sie quittierte ihren Vertriebsjob und sitzt nun in "kicosbloghaus", um zu arbeiten oder ungestört aus dem Fenster zu schauen.

Meistens geht es heiter-sarkastisch in Kirsten Wendts Romanen und Geschichten zu. Unter dem Pseudonym Kirstie Papers verfasst sie Liebesromane und Chick Lit.

Die Autorin freut sich über jede Rückmeldung und schätzt den Austausch mit ihren Lesern sehr.

1

Tagebuch 25. Januar 2014

Wieder einmal stellt sich mir die weltbewegende Frage: Was ziehe ich an? Ich hatte erst vor einigen Wochen bei Carmelita und Robi meine schwarze Sweat-Tunika und meine einzige gutsitzende Jeans an. Peinlich, peinlich, aber ich weiß beim besten Willen nicht, was ich ansonsten anziehen könnte, ohne mich noch unwohler in meiner Haut zu fühlen. Ausgerechnet bei Carmelita, die immer die tollsten Sachen trägt, sehe ich aus wie bei jedem Besuch – das ist einfach frustrierend. Es ist ewig her, dass ich mich gerne zurechtgemacht habe oder Spaß am Klamottenkaufen hatte. Heute gibt es beim Shoppen nur noch diese Kriterien: Passen die Sachen und kaschieren sie gut? Könnten sie aus Omas Schrank sein oder aus der Zeltabteilung?

Beim Anziehen der schwarzen Stiefeletten setze ich mich aufs Bett und schaue seitlich in den Schlafzimmerspiegel. Ein Riesenfehler, denn wenn ich mich zumindest von vorne noch halbwegs akzeptabel finde, wird dieser Eindruck im Profil komplett zunichtegemacht. Das kann doch nicht ich sein! Aber ich bin es und so rede ich mir einmal mehr ein, dass ich zu den dicken Frauen gehören sollte, die mit gesundem Selbstbewusstsein ihre Figur akzeptieren, wie sie nun mal ist. Manche sind sogar stolz darauf; diese Personen beneide ich glühend. Noch mehr beneide ich allerdings schlanke Frauen. Dieser Körper passt einfach nicht zu mir.

Auf Carmelitas Geburtstagsfeier sitzt mir eine schlanke Frau gegenüber, die weder vom Nudelsalat noch von meinem mitgebrachten Cookie-Weintrauben-

Dessert isst. Vielleicht hat sie eine Unverträglichkeit, denke ich, doch es stellt sich heraus, dass sie in den letzten sieben Monaten 30 Kilo abgenommen hat. Wahnsinn! Wir kommen ins Gespräch und hören überhaupt nicht mehr auf zu quatschen. Susanne erzählt mir von der Dukan-Diät. Davon habe ich zwar mal am Rande was gehört, aber genau wie bei allen Low-Carb-Diäten sofort auf Durchzug geschaltet. Ich bin begeistert über Susannes Erfolg, denn auch sie hatte vorher bereits alles versucht. Und genau wie bei mir stellte sich schlussendlich heraus, dass ihr Gesamtumsatz maximal 800 Kalorien pro Tag beträgt. Um abzunehmen, so sagte irgendein Ernährungsdoc zu ihr, könne sie maximal 600 Kalorien täglich zu sich nehmen – wenn's gut liefe, würde sie so vielleicht ein knappes Kilo pro Monat abnehmen.

Unsere Parallelen sind erschreckend, denn all das kenne ich aus eigener Erfahrung nur zu gut. Allerdings gibt es einen großen Unterschied: Susanne leidet nicht unter chronischer Migräne. Wie sollte ich auch nur einen Tag lang ohne Kohlenhydrate überleben?

***

So fing alles an. Und so hörte meine Karriere als dauerhaft Dicke auf. Ich hatte mich seit einigen Jahren wohl oder übel damit abgefunden. Was blieb mir auch anderes übrig? Durch sämtliche Diäten hatte ich mich gequält. Ich habe Punkte gezählt, online und in Treffen. Ich habe Kohlenhydrate von Eiweiß getrennt, mich von Ernährungsberatern beraten lassen, mit Sport abgemüht und einfach gar nichts mehr gegessen. Doch was ich auch tat, ich nahm nichts mehr ab. Gar nichts. Es gibt ein paar Pechvögel, sagte mir einer der aufgesuchten

Ärzte, die haben sich einerseits den Stoffwechsel durch zu viele Diäten und ewiges Gewichts-Jo-Jo ruiniert und andererseits hätten sie eben einfach einen sehr geringen Grundumsatz. Und dann ist da ja noch die Sache mit der genetischen Veranlagung. „Sie sind doch eine nette und intelligente Frau; machen Sie sich das Leben nicht unnötig schwer und genießen Sie es einfach." Das war irgendwann der allgemeine Tenor und ich versuchte ihn zu verinnerlichen. Es gibt weiß Gott Schlimmeres als übergewichtig zu sein. Es gibt aber auch Schöneres.

Mir gelang das mal mehr, mal weniger. Meine Familie störte es nicht, sie weiß ja, seit wie vielen Jahren ich mich abquäle und doch peu à peu immer etwas mehr wurde. Niemand hat mich je blöd angemacht, weil ich nicht der gängigen Schönheitsnorm entsprach. Das habe ich ganz alleine erledigt. Ich hatte nie den Wunsch, wieder wie mit 20 auszusehen – aber dass mir nur noch Klamotten in Größe 50/52 passten und ich einfach immer aufgedunsen und unattraktiv war, damit konnte ich mich nur schwer arrangieren. Also tat ich endlich das, was ich wirklich gerne machte: Ich aß mit Genuss, kochte und backte sehr viel. Immerhin nahm ich nicht weiter zu, aber wohl fühlte ich mich schon lange nicht mehr in meiner Haut.

Meinen persönlichen Tiefpunkt hatte ich ein halbes Jahr zuvor erreicht, als ich mich selbst im Fernsehen sah. Lange hielt ich meinen eigenen Anblick allerdings nicht aus: Nach der ersten Einstellung – einer Großaufnahme meines Gesichts – riss ich mir ein Kissen vor die Augen und schaute nicht mehr hin. Während meine Familie mich begeistert feierte, weinte ich dicke Tränen ins Sofakissen. Dass es mit meiner Figur so weit gekommen war, war mir nicht bewusst gewesen und nun konnte es sogar die ganze Welt sehen.

Diesen Schock habe ich bis heute nicht verwunden. Dabei fing alles so toll an. Der NDR meldete sich bei mir und suchte für einen Beitrag über E-Books einen Selfpublisher im Norden. Was für eine Ehre! Ich war sofort angetan von der netten Redakteurin. Dass die Sendung im Rahmen des Kulturjournals über die Bühne ging, sprach außerdem für die Seriosität. Nur ein Problem schlich sich wie ein mieser Verräter in meinen Kopf: Meine Figur.

Dass ich Höchstgewicht hatte, spürte ich genau. Auf die Waage ging ich schon lange nicht mehr freiwillig, aber die Klamotten musste ich in einer Konfektionsgröße mehr kaufen als im Jahr zuvor. Da mein Büro sich in einem Holzhäuschen im Garten befindet, sollten jede Menge Außenaufnahmen gemacht werden. Und das in der heißesten Phase des Sommers bei über 30 Grad!

***

Blog 08. August 2013

Man sollte meinen, dass es irgendwann aufhört. Dass man Wichtiges von Unwichtigem unterscheiden kann, sich selbst liebt und auf die Meinung Dritter pfeift. Und tatsächlich halte ich mich für ziemlich selbstbewusst, bekomme keinen Putzanfall vor Omas Besuch und bringe den Garten nicht auf Vordermann, wenn der Ernte-Umzug naht. Ich sage offen meine Meinung, schreibe darüber sogar Bücher und lege mich notfalls mit Terror-Lehrern an. Bevor ich mit dem Hund Gassi gehe, vergesse ich meistens in den Spiegel zu gucken; dafür liebe ich Gummistiefel und Schlabbershirts. Warum nur kann ich es nicht endlich akzeptieren, dass ich viel zu dick bin?

Selbst die letzten Worte des vorangegangenen Satzes fallen mir unendlich schwer. Ich bin zu dick. Aua, das tut weh. Wie gerne würde ich ein Kennzeichen auf der Nase kleben haben: "Diese Übergewichtige kann nichts dafür und ist auch nicht verfressen." Das wäre zumindest ein bisschen hilfreich und einige Menschen könnten erkennen, dass mich irgendwas so rund gemacht hat. Aber nicht ich! Ich bin unschuldig! Niemand will als Vielfraß gelten – Frauen schon gleich gar nicht.

Schon fange ich wieder damit an. Ich rechtfertige mich: Meine Großmütter waren dick, genau wie viele Frauen in meiner Familie auch. Aufpassen musste ich schon immer, aber mein derzeitiges Kampfgewicht ist so hoch wie nie. Die diversen Migräne-Prophylaxen haben das angerichtet. Das ständige Auf und Ab hat mir den typischen Jo-Jo-Effekt beschert – bloß jetzt geht gar nichts mehr runter. Die Wechseljahre setzen mir zu. Wenn ich Stress habe, esse ich. Wenn ich keinen Stress habe, esse ich auch. Verdammt, warum ich? Wieso klappt Weight Watchers nicht mehr? Wieso nehme ich in sechs Wochen Reha bei 800 kcal und viel Sport so gar nicht ab? Kann denn nicht bitte Trennkost oder Slim Fast oder tägliches Schwimmen irgendwas Sichtbares erreichen? Ich will nicht die einzige magersüchtige Dicke sein, das ist unfair!

Seit einigen Tagen merke ich, wie irre meine Gedanken um das ewig gleiche Thema wirklich sind. Als mich die NDR-Redakteurin vor drei Wochen am Telefon fragte, ob sie mich vor der Kamera interviewen könne, war mein erster Gedanke nicht: „*Hurra, es läuft super mit dem Schreiben!*“ Ich dachte auch nicht: „*Der ignoranten lokalen Presse werde ich es schon zeigen!*“ Nein, ich dachte und sagte als Allererstes: "Aber ich bin so dick!"

Wohlwissend, dass das Fernsehen noch mal fünf bis zehn Kilo drauflegt, rein optisch. Wie immer, wenn ich etwas sehr ernst meine, lachte ich und spielte die Souveräne. Doch ich bin nicht souverän bei diesem Thema. Es macht mich fertig.

Sollte ich wirklich eine solche Chance verstreichen lassen? Kann man mit 43 Jahren, einem liebenden Umfeld und weitestgehend geringen Sorgen, so doof sein wegen eines unschönen Körpers dazu wirklich nein zu sagen? Nein, das konnte ich nicht. Ich musste zusagen. Zumal mir das Thema am Herzen liegt, die Redakteurin wahnsinnig nett ist, der Sender toll und überhaupt alles stimmte. Nur nicht mein Gewicht.

Ich aß so gut wie nichts, bis das Fernsehen kam. Ich schwamm wie eine Irre. Ich nahm wie immer nichts ab. Es war heiß, über 30 Grad. Was zieht man in einer Holzhütte an, wenn man als Autorin in einer Kultursendung referiert und aussieht wie ein Schlachtschiff? Blaue kurzärmelige Bluse, Top drunter, schwarze Hose, Pumps. Später erkannte ich, dass ich in Stiefeln und langärmeliger Bluse auch nicht mehr oder weniger geschwitzt, aber dafür besser ausgesehen hätte. Zu spät.

Mein Mann schoss während der Dreharbeiten ein paar Fotos fürs Familienalbum. Das Fernsehteam war weg, ich schaute mir die Bilder an und musste mich beherrschen, nicht laut loszuheulen. SO dick bin ich? So wird mich jetzt – theoretisch – die ganze Welt sehen? Was interessieren mich Inhalte, Stimme, Nagellack und Schmuck?! Ich will verdammt nochmal aussehen wie früher, wo ich auch keine Modelmaße hatte, aber wenigstens nicht weiter auffiel!

Seitdem betete ich, dass nach der Arbeit im Schneideraum des NDR möglichst gar nichts vom

Unterkörper zu sehen ist. Vom Oberkörper eigentlich auch nicht. Ich frage mich, wann das endlich aufhört. Kann frau diese Sorgen eines Tages ablegen? Und wenn ja, wann?

***

Tagebuch 26. Januar 2014

Meine Gedanken kreisen um die Dukan-Diät, die mir immer verlockender erscheint. Susannes Vorschlag, dass man es doch einfach mit der ersten Phase der Diät probieren kann, ist schlagkräftig. Sie selbst hat dieses Argument seinerzeit auch überzeugt, denn die Methode beinhaltet vier Phasen: In der ersten kurzen Phase geht es um den reinen Erstangriff auf die Pfunde. Die zweite Phase dient dann der gezielten Gewichtsreduktion. Um das Gewicht zu halten, steigt man nach Erreichen des Zielgewichts in die dritte Phase. Und danach heißt es dann lebenslang ab in die vierte Phase. Dukan ist also nicht nur eine Diät, sondern eine Ernährungsumstellung.

Ich lade mir das Dukan-Buch auf meinen Kindle und lese den ganzen Tag darin. Auf Facebook lerne ich eine Frau kennen, die 50 Kilo mit der Methode abgenommen hat; sie gibt mir viele Links zu Foren und Gruppen im Internet. Das Verheißungsvolle ist: Sie ist auch Migränikerin und ihr geht es sogar besser. Irgendwie kann ich das genau wie meine Migräne-Freunde auf Facebook kaum glauben. Sie warnen mich, erinnern an Spinner, die schon lange ketogene Diäten empfehlen und damit Bruchlandungen erlitten. Ich habe jedoch nichts zu verlieren, weil meine Migräne-Tage wieder ansteigen. Derzeit liege ich bestimmt bei 20 Schmerztagen im Monat.

In unglaublich vielen Passagen des von Pierre Dukan verfassten Ratgebers erkenne ich mich wieder. Endlich schreibt jemand, wie es ist: Das Gewicht muss relativ zügig runter, wenn man mehr als zehn, zwanzig oder gar dreißig Kilo abnehmen will. Übergewichtige halten der gewaltigen Belastung nicht stand, wenn sie „nur“ ein bisschen auf die Kalorien achten und sich regelmäßig bewegen sollen. So nimmt ein Mensch nicht ab, der ernsthafte Gewichtsprobleme hat! Außerdem berichtet Dukan von der Härte eines Diätprogrammes – auch seines. Kein blödes Gequatsche von wegen „Das ist kinderleicht, hier macht Abnehmen Spaß!“ Stattdessen klare Worte, Anweisungen, aber auch einfühlsame Erläuterungen, warum wir nicht zu den Gazellen auf dem Planeten gehören und trotzdem zu einer reellen und gesunden Figur zurückfinden können. Wenn das wirklich alles so klappt, dann bin ich dem Monsieur bereits jetzt verfallen! Irgendwie hoffe ich stärker als sonst, dass ich endlich meine Diät gefunden habe!

Auf der Dukan-Internet-Seite kann man sich kostenlos sein persönliches Idealgewicht errechnen lassen. Dafür muss man allerdings vorher auf die Waage steigen. Ich verschiebe den Gang nach Canossa mal lieber auf morgen früh.

2
Januar / Februar

Nun denn, dann mache ich mich mal wieder nackig. Darin habe ich bereits seit ein paar Jahren Übung, denn immer wenn ich im Kolumnen-Stil veröffentliche, kommt das beim Leser ganz gut an. Ich bin relativ schmerzfrei, was mich als öffentliche Person betrifft und lese selbst jene Bücher am liebsten, in denen Autoren ihr Innerstes nach außen kehren. In meinem eigenen Diät-Tagebuch muss ich die Wahrheit auch nicht großzügig verbiegen, so wie es nötig wurde, als ich allen Ernstes zur Bloggerin für Fitness- und Ernährungsfragen wurde. Das geschah selbstverständlich nicht auf meinem eigenen Blog, denn dort bin ich immer authentisch. Sogar ein kläglicher Eiweißshake-Versuch ist auf meinem Blog dokumentiert.

Zahlreiche andere Diät-Katastrophen behielt ich jedoch für mich, dabei wäre besonders die geistige Umnachtung in Reductil-Zeiten einige Zeilen wert gewesen. Es ist schon ein paar Jährchen her, dass ich mit diesen Pillen gar nicht mal so übel abnahm, aber dafür Herzrasen, Wahnvorstellungen und Albträume durchlebte. Inzwischen gibt es das Zeug überhaupt nicht mehr und sogar der Wirkstoff ist verboten, wenn mich nicht alles täuscht. Dennoch war ich bereits seinerzeit so verzweifelt, dass ich zu dieser Notbremse griff. Selbstredend hatte ich nach Absetzen der Tabletten schnell alles doppelt und dreifach wieder drauf, genau wie nach allen anderen Diäten, Appetitzüglern und Coachings.

Tagebuch 27.01.2014

Oh Gott, wie beschämend. Falls ich erfolgreich abnehme und dieses Tagebuch veröffentliche, weiß ab sofort die ganze Nation, was ich auf die Waage bringe. Vielleicht sollte ich dafür sorgen, dass mein Gewicht nicht so weit am Anfang steht und somit zumindest die „Blick ins Buch"-Ansicht die Zahl nicht preisgibt.

113 Kilo. Noch mehr als vor drei Jahren bei meiner Reha, da wog ich nämlich konstant 111 Kilo – auch nach sechs Wochen Sport, Diät und nur einem einzigen Besäufnis an Silvester in der Klinik-Ballerburg. Dass man in den Wechseljahren etwa ein bis zwei Kilo pro Jahr zunehmen kann, ohne auch nur irgendwas dafür zu können, war mir zwar klar. Doch dass auch ich mit so starkem Übergewicht noch weiter zunehmen könnte, habe ich verdrängt. Wo soll das noch enden? Bei 150 Kilo? Ich könnte heulen, aber es kommen keine Tränen. Nur Scham, Wut und tiefe Verzweiflung.

Ich kann nicht anders, ich setze mich rund um die Uhr mit der Dukan-Diät auseinander und muss es einfach schaffen. Um mich selbst so richtig schön unter Druck zu setzen, posaune ich es ordentlich herum. Zu meinem Hausarzt gehe ich vorerst nicht, obwohl man das tun sollte. In meinem Fall mache ich mir aber wenig Sorgen, weil ich auf meine Blutdrucktabletten eingestellt und gut informiert über meinen Gesundheitszustand bin. Das letzte große Blutbild ist noch gar nicht lange her und da war alles prima. Ich möchte nicht, dass mein Arzt mir die Diät ausredet, denn davon gehe ich aus. Erst einmal schaue ich zwei Wochen lang, ob es funktioniert und wie es mir damit geht – bis dahin werde ich schon nicht tot umgefallen sein oder einen ernsthaften Mangel erleiden.

Die für die erste Phase der Diät benötigten Lebensmittel kauft mein Mann mir ein: Jede Menge Magerquark, Magerjoghurt, Geflügel- und Rindfleisch, Lachs und Kabeljau. Täglich muss ich 1,5 Esslöffel Haferkleie zu mir nehmen. Mit dem Trinken werde ich keine Probleme haben, denn ich bin an viele Flaschen Wasser täglich gewöhnt. In den Kaffee am Morgen kommt zukünftig Magermilch.

Ich wünsche mir im Moment nichts mehr, als dass ich endlich abnehme! Dass ich die Diät an sich schaffe, bezweifle ich nicht.

Tag 1, 28.01.2014

Das Frühstück schmeckt ja mal gar nicht. Ich habe Migräne, was nichts Neues ist – seit Wochen geht das jetzt fast ohne Pause so. Sobald die Kinder aus dem Haus sind und ich eine Tasse Kaffee verdrückt habe, lege ich mich zurück ins Bett. Ein Triptan *(Migräne-Medikament)* nehme ich nicht und hoffe, dass es bei einem leichten Anfall bleibt.

Bereits gestern habe ich mir ein Mini-Omelett aus Haferkleie, Quark und Eiweiß vorbereitet. Das soll also mein Frühstück sein. Igitt, schmeckt scheußlich. Die Goji-Beeren aus dem Internet, laut Buch wichtige Vitaminlieferanten, finde ich erst recht zum Abgewöhnen.

Dafür schmecken mir mittags Ei mit Milch, Kräutern und Tiefkühl-Shrimps verquirlt und zu Rührei verbrutzelt prima. Außerdem gibt es Hähnchenbrust, dünn mit Dijon-Senf eingepinselt und Thymian bestreut aus dem Backofen, dazu Joghurt mit Zitronenspritzer, Pfeffer und Petersilie. Doch, das ist alles lecker. Aber das Frühstück, oje, das wird zum Problem.

Um keine Nierenprobleme zu bekommen, trinke ich nicht nur 2 Liter Wasser, sondern fast 3. Gut, dass ich mein Büro zu Hause habe, denn ich renne ständig zur Toilette. Hunger habe ich keinen. Mengenmäßig ist diese Diät sehr gut zu schaffen. Aber ich habe trotzdem große Angst vor Misserfolg, weil ich im Internet Erfahrungsberichte von Low-Carb-Probanden gelesen habe, die nicht abgenommen, sondern sogar zugenommen haben. Bei meinem Glück ist es durchaus möglich, dass es mir auch so geht.

Sowohl Susanne als auch viele Foren-Mitglieder schwören auf kalorienfreie Aromen, die sie in alle möglichen Speisen kippen. Vor allem Quark und Joghurt peppen sie damit auf. Ich weiß nicht recht, mir erscheint das künstlich und seltsam, aber vermutlich bestelle ich mir auch mal ein Aroma, denn so nackt schmeckt Magerquark ziemlich ungenießbar.

Meinem Kopf geht es besser.

Tag 2

Obwohl ich gestern über 2 Liter getrunken und mich genau an die Angaben gehalten habe, sogar vorsorglich die letzte Mahlzeit um kurz nach 17 Uhr zu mir genommen und gepinkelt habe wie ein Weltmeister: Keine Abnahme. Nichts, kein Gramm. Überall liest man: Sie werden sich wundern, wie schnell das gerade in den ersten Tagen geht! Wäre ja das erste Mal seit Jahren gewesen, dass es auch bei mir klappt. Ich verliere noch nicht mal Wasser. Ich gehöre bestimmt zu den von Doktor Dukan erwähnten Randgruppen: Zu viele Diäten im Leben geführt, in den Wechseljahren mit starken Hormonschwankungen, genetisch bedingte Fettleibigkeit.

Herzlichen Glückwunsch. Ich könnte heulen vor Enttäuschung, aber natürlich gebe ich noch nicht auf.

Die sieben Tage ziehe ich schon durch, es sei denn, ich nähme auch noch zu. Immerhin habe ich etwas weniger Migräne als gestern früh – obwohl ich keine Kohlenhydrate zu mir genommen habe. Ich bin ein bisschen schlapp, aber das bin ich sonst auch.

Habe zum Frühstück nur den Haferkleie-Pfannkuchen mit wenig 0,1 prozentigem Joghurt zum Dippen reinbekommen, dazu einen Kaffee mit entrahmter Milch. Ich versuche mir das alles schönzureden: Wenn es nicht klappt, habe ich trotzdem vielleicht wieder gelernt, etwas Maß zu halten. Allerdings: Wenn ich eh weder zu- noch abnehme … Na ja, noch nicht drüber nachdenken. Frustrierend ist es trotzdem.

Morgen werde ich auf das komische Omelett verzichten und stattdessen Putenbrustaufschnitt mit Frischkäse bestreichen. Auch wenn das Brot darunter fehlt, schmeckt das okay. Wegen des Cholesterins traue ich mich nicht an all die Eier heran, die erlaubt sind. Ich sollte besser nicht so viel im Internet recherchieren, denn nun berichtet auch noch jemand von einem Eiweißschock.

Mittags dünste ich mir ein Stück Kabeljaufilet, was mich gelinde gesagt frustriert. Danach noch die Goji-Beeren – meine Laune ist im Keller. Abends gibt es ein hartgekochtes Ei, Lachs, Putenbrust und Frischkäse mit 0,2 Prozent Fett. Außerdem hat mein Mann mir Cola Light gekauft, was laut Dukan ausdrücklich erlaubt ist, um das Verlangen nach Süßem zu stillen. Natürlich nicht andauernd, sondern als Highlight. Das klappt wunderbar und ich bin versöhnt. Ich muss nur schnell nach dem herzhaften Essen einen Schluck eiskalte Cola trinken und danach die Küche verlassen. Sollte zu schaffen sein.

Tag 3

Yeah! Ich habe 2 Kilo abgenommen! Sofort bin ich gut gelaunt – und außerdem ist meine Migräne weg. Ich habe noch nicht einmal Kopfschmerzen!

Mein Frühstück lasse ich etwas üppiger ausfallen, wenn man in diesem Zusammenhang überhaupt von üppig sprechen kann. Die Haferkleie-Pfannkuchen sind frisch zubereitet und mit Frischkäse plus Putenbrust-Belag genießbarer.

Putenschnitzel mit Zwiebeln, Senf und Oregano aus dem Backofen ist lecker, dazu gibt es einen Joghurt-Quark-Dip. Ich sollte mir die brauchbaren Rezepte ausdrucken und in eine Mappe tun, denn sonst vergesse ich bestimmt wieder, was ich gerne mag.

Insgesamt esse ich wohl noch zu wenig, was die Mengen betrifft. Im Internet berichten viele Leute, dass sie sich täglich bis zu 1 Kilo Fleisch reinpfeifen – würg! Allein bei der Vorstellung wird mir anders. Von der Massentierhaltung mal ganz abgesehen, mag ich das auch einfach nicht. Ich habe immer wenig Fleisch gegessen und auf einmal soll das der Hauptbestandteil meiner Ernährung sein? Ich glaube, dass ich noch lange brauche, um diese Veränderung zu verinnerlichen.

Tag 4

Migräne.

Tag 5

Mir geht's soweit wieder besser. Die Migräne gestern war fürchterlich, aber ich habe sie ohne Triptan durchgestanden. Eine ausgiebige, heftige Massage meines Mannes hat gewirkt, aber leider schmerzt jetzt meine linke Schulter-/Arm-/Rückenseite. Es schränkt mich ein, aber immer noch besser als Migräne.

Habe keinen Bock auf den Pfannkuchen und mir stattdessen entrahmte Milch in ein Schälchen gefüllt, hinein die Haferkleie. Die Kleie löst sich sofort auf, schmeckt aber schön süß. Danach noch zwei Scheiben Putenbrust mit Frischkäse plus Kaffee.

Ich habe gestern drei Aromen für Joghurt und/oder Quark bestellt. Keine Ahnung, ob ich dann das Zeug besser runterbekomme – hoffentlich. Zusätzlich hab ich mir einen Frühstücksersatz namens Pépites aus Haferkleie bestellt, den man mit Milch isst, wie Cornflakes. Man darf nur 30 g pro Tag und es ist „toleriert“. Auf Nachfrage habe ich erfahren, dass man das gar nicht an den reinen Proteintagen zu sich nehmen darf (PP), sondern nur an den PG-Tagen, also Protein mit Gemüse. Und das auch nicht so oft; es ist also etwas Besonderes. Hoffentlich schmeckt es auch besonders.

Mein Mann holt mir heute ein halbes Hähnchen, auf das ich mich wie eine Irre freue. Leider darf ich davon aber nur die Brust essen. Adios, du knusprige Haut, du wirst mir fehlen! Erkenntnis des Tages: Hähnchen ohne irgendwas schmeckt nur so mittel. Zwar habe ich mir eine Mayonnaise aus Ei, Quark und Senf dazu gebastelt, was okay war, aber Pommes wären mir trotzdem lieber gewesen.

Nachdem ich stundenlang diverse Dukan-Brote im Internet miteinander verglichen habe, entscheide ich mich dummerweise für eine Variante mit immerhin 250 Gramm Haferkleie. Kaum ist der Backvorgang beendet, bereue ich diese Kohlenhydrat-Verschwendung und friere das komplette Brot ein. Weil ich gerade so schön am Machen bin, bereite ich aus Rinderhack einen Hackbraten vor. Den esse ich dann morgen, wenn die anderen am 15. Geburtstag meines Sohnes lecker Cordon bleu mampfen.

Tag 6

Meine mechanische Waage geht mir auf den Geist und auch die Digitalwaage funktioniert nicht so recht. Trotzdem ist eine Abwärtstendenz zu erkennen.

Ich bleibe konsequent, auch wenn es hart ist. Dukan ist echte Arbeit, ich surfe ewig im Internet nach Rezepten, die es zum Glück massenhaft gibt.

Tag 7, letzter Tag der Phase 1

Nach der gestrigen Geburtstagsfeier bin ich sehr stolz, es geschafft zu haben. Während die ganze Familie Cordon bleu und Pudding aß, verdrückte ich die drei winzigsten Scheiben Hackbraten, die die Welt gesehen hat, dazu Quark. Auch beim Kuchen blieb ich standhaft und rührte nichts an.

Abends bröselte ich mir Hack klein und briet es in der Pfanne mit Brühe und Wasser an. Na ja. Bin nachts vor Hunger aufgewacht und dachte an gutes Essen, aber als ich morgens auf die Waage ging, wusste ich, dass es sich gelohnt hat: 109 Kilo.

Heute früh habe ich eine halbe Scheibe Dukan-Brot getoastet und festgestellt, dass es nicht viel anders schmeckt als die Pfannkuchen, zumal ich auch noch Frischkäse und Pute drauf getan habe. Dafür, dass das Brot so extrem viel Haferkleie hat und laut diverser Foren das am besten schmeckendste Dukan-Brot sein soll, haben sich weder Kosten noch Mühe gelohnt. Enttäuschend, aber sehr sättigend und es hat den positiven Nebeneffekt, dass ich endlich auf Toilette gehen konnte.

***

Insgesamt absolvierte ich sieben Tage lang die erste Phase der Diät und nahm gut vier Kilo dabei ab. Für mich war das ein unglaublicher Erfolg, denn ich hatte jahrelang überhaupt nichts mehr abgenommen, egal, was ich dafür tat. Der Anfang war sehr hart, denn der komplette Verzicht auf Brot, Nudeln oder Süßes waren absolut neu und in den ersten Tagen entbehrungsreich für mich. Bei allen zurückliegenden Diäten habe ich mir alle möglichen Dinge verkniffen, nur um hin und wieder in eine Scheibe Brot zu beißen oder mir ein Stückchen Schokolade zu genehmigen. Sehr schnell erkannte ich, wo mein eigentliches Problem lag: Ich war süchtig nach Kohlenhydraten und Zucker. Fette Soßen oder Kartoffelgratin esse ich zwar auch gerne, aber ich brauche diese Dinge nicht wirklich, doch keine Käsestulle mehr genießen zu können, erschien mir immer völlig unvorstellbar.

Meine Stimmung sank gegen Ende der Angriffsphase jeden Abend in den Keller, weil mir besonders das Abendbrot fehlte. Außerdem war ich geradezu versessen darauf, endlich wieder Gemüse zu mir nehmen zu können und fieberte der zweiten Phase entgegen.

Mein Speiseplan blieb recht übersichtlich und auch die Mengen behielt ich klein bei. Vermutlich habe ich in den letzten Jahrzehnten eine so starke Essstörung entwickelt, dass mir normale Portionen grundsätzlich wie Völlerei vorkommen. Was mich von Anfang an neben der Abnahme am meisten faszinierte, war deren Auswirkungen auf die Migräne. Am vierten Tag der Diät litt ich unter Migräneschmerzen, aber ich wollte mit einer Tablette nicht wieder meinen ganzen Plan durcheinander bringen, weil ich davon überzeugt bin, dass mich nicht nur die bisherigen Crash-Diäten, sondern auch die Medikamente dick gemacht haben.

Wundersamerweise bekam ich die Migräne auch ohne Triptan in den Griff.

Ich wollte mich nicht zu früh freuen, zog aber enge Migräne-Freunde ins Vertrauen. Die Reaktionen waren unterschiedlich, denn meine Freunde wussten, wie sehr ich unter meinem Übergewicht litt – aber sie dachten genau wie ich auch, dass die Sache mit der Migräne überhaupt nicht sein kann und es sich nur um einen vorübergehenden Placebo-Effekt handeln könne. Wenn ich nicht nur endlich wieder zu einem Wohlfühlgewicht, sondern auch zu einem schmerzfreieren Leben zurückfinden würde, wäre das mehr als ich mir erträumt hatte.

***

Tag 8, erster Tag der 2. Phase

Endlich! Ich bin so froh, dass ich jetzt wieder Gemüse und Rohkost essen darf. Zwar nur an jedem zweiten Tag und auch lediglich im Verhältnis 2 : 1 (Proteine : Gemüse), aber trotzdem wunderbar.

Ich denke Tag und Nacht an die Diät, sie fällt mir überhaupt nicht leicht. Hoffentlich gewöhne ich mich irgendwann daran, denn in dieser Phase bleibe ich bis zu meinem Zielgewicht, das laut Dukan-Berechnung bei 80 Kilo liegt. Mein Mann hat eine Excel-Tabelle entworfen, in der ich täglich mein Gewicht eintrage und die weiterhin Auskunft über wöchentliche Abnahme, Gewicht-Ist und Gewicht-Soll gibt. Übermütig gebe ich an, dass ich 800 Gramm pro Woche abnehmen soll. Laut Berechnung müsste ich die 80 Kilo bis Ende Oktober erreicht haben. Das wäre ein Traum, denn dann könnte ich in der dritten Phase sogar Weihnachten und Silvester einplanen – an einem Tag in der Woche muss ich dann nämlich ein Schlemmeressen einbauen. Ich sollte jetzt schon mal überlegen, ob dieses Freudenfest an Heiligabend oder am 1. Weihnachtstag stattfinden soll. Sind ja schließlich nur noch zehn Monate.

Meine ersten beiden Scheiben Tomate zum Frühstück sind himmlisch. Ich muss ständig an Tom Hanks auf seiner einsamen Insel in „Verschollen" denken und erkläre mich solidarisch mit allen Robinson Crusoes dieser Welt.

Das Schwerste an der Diät ist der Brotverzicht. Nach wie vor kann ich nichts Tolles an Quark und Joghurt finden. Fleisch und Fisch hängen mir bereits jetzt zum Hals raus. Aber ich freue mich wie verrückt auf Ofengemüse, Eisbergsalat und Rohkost. Dazu werden mir gebratene Garnelen sicherlich viel besser schmecken als die Variante „ohne alles". Man muss sehr viel Zeit in der Küche verbringen, um seine Gerichte so abwechslungsreich wie möglich zu gestalten. Ich ersticke bereits jetzt an ausgedruckten Rezepten, aber es gibt auch Sicherheit, dass man sich tolle Speisen zubereiten könnte. Mit viel Mühe und Not kann man sich sogar eine Fake-Currywurst herstellen, aber das verschiebe ich auf spätere Zeiten.

Erst einmal muss ich mich leider mit einem Migräne-Anfall beschäftigen, den ich nur mit einem Triptan bekämpfen kann. Dementsprechend habe ich hinterher Heißhunger. Unter normalen Umständen würde ich jetzt etwas Herzhaftes essen wie zum Beispiel Gyros mit Pommes. Mir fallen die sogenannten Kohlrabi-Pommes ein, die ich voller Enthusiasmus zubereite. Aber Kohlrabi schmeckt nicht wie Pommes, sondern wie Kohlrabi. Erfreulicherweise erlebe ich dann trotzdem noch eine Geschmacksexplosion. Bereits

Stunden zuvor habe ich mir Putenfleisch in einem Gemisch aus Joghurt, Curry, Knoblauch, Cayennepfeffer, Salz, Thymian und Paprika eingelegt. Das Fleisch hat die Marinade wunderbar aufgesogen und schmeckt in Streifen geschnitten und Öl angebraten super. Dazu grünen Salat, Tomate, Paprika und Tsatsiki – natürlich in Form von Magerquark, Gewürzen und endlich mit Gurke – ich bin das erste Mal seit einer Woche nach einer Mahlzeit satt und zufrieden. Da ich laut Ratgeber sowieso an diesem Übertritt zu den PG-Tagen zunehme, hat es sich wenigstens gelohnt.

Weil ich wegen der recht hartnäckigen Migräne nichts anderes mehr hinbekomme, mache ich mich an die Produktion einer Lauch-Hack-Lasagne. Doch was ich neulich beim Hackbraten noch großzügig ignoriert habe, wird nun überdeutlich: Ich mag kein Rinderhack. Sowohl Geruch als auch Geschmack widern mich regelrecht an, was sehr ärgerlich ist, denn nun fallen jede Menge Rezepte für mich flach. Normalerweise gibt es bei mir halb Schwein, halb Rind als Gehacktes. Wütend genehmige ich mir eine kleine Kostprobe des nagelneuen Himbeer-Aromas im Joghurt.

Ich bin ein alter Stinkstiefel, aber das schmeckt mir auch nicht.

Tag 9

Seit heute bin ich stolze Besitzerin einer neuen Waage, die erfreulicherweise sogar das gleiche Gewicht wie ihre Vorgängerin anzeigt, nämlich 108,5 Kilo.

Bei dem Gedanken an Fleisch ist mir an diesem doofen PP-Tag sofort flau im Magen. In Internetforen lese ich, dass viele Dukaner ständig Pudding essen. Irgendetwas in mir sträubt sich dagegen, aber es ist nicht der Appetit darauf. Trotzdem werde ich wohl bei

Gelegenheit mit Vanillepudding und Götterspeise herumexperimentieren. Mit Süßstoffen kenne ich mich überhaupt nicht aus und habe mir Stevia gekauft. Nun habe ich leider gelesen, dass Stevia nicht schmeckt und man lieber Sucrin verwenden sollte. Wie man es macht … Es gibt so viele Dinge, die ich nie beachtet habe. Wenn es in meinem Leben vor Dukan süß sein sollte, nahm ich Zucker.

Ich habe einen schlechten Geschmack im Mund und esse sehr wenig. Morgens Milch, Haferkleie, Putenbrust und Frischkäse. Mittags Spiegelei mit Schinken und abends Kabeljaufilet mit Quark. Dabei übergebe ich mich fast. Ich mag einfach keinen Fisch außer Garnelen, Lachs und Krabben. Na klar, Scholle auch – aber dazu gehören doch Panade und Kartoffeln. Spätabends verspüre ich solch einen Hunger, dass ich mir Gemüsebrühe mache. Tut für den Moment ganz gut, ist aber bestimmt zu salzig.

Tag 10

Mit einem ellenlangen Einkaufszettel bewaffnet, stürme ich den Supermarkt. Endlich wage ich mich wieder selbst los, denn zuvor habe ich meinen Mann losgeschickt; zu groß war die Angst vor all den Verlockungen. Aber jetzt freue ich mich auf jede Menge Gemüse-Experimente. Gemüse mag ich ohnehin gerne, viel lieber als Obst. Dass ich kein Obst essen darf, ist deshalb für mich das geringste Problem – für viele ist das anders. Ich ahne inzwischen, warum die Foren voller Backrezepte sind. Diese Fleisch- und Fisch-Orgien kann doch kein Mensch durchhalten. Ob das in Dukans Sinn ist? Fraglich, denn im Buch ist davon kaum die Rede. Trotzdem werde ich es testen, denn Pudding und Käsekuchen auf Quarkbasis sind mir wesentlich lieber als Fleisch ohne alles. Die Skepsis bleibt dennoch.

Das Einkaufen ist ungewohnt. Ich konzentriere mich ausschließlich auf meine Lebensmittel, nicht die für den Rest der Familie. Gott sei Dank übernimmt mein Mann, wenn er denn zu Hause ist, viele der Koch-Aufgaben und auch die Kinder unterstützen mich tatkräftig. Trotzdem komme ich von früh bis spät mit normalen Produkten für meinen Mann und unsere beiden Kinder in Berührung. Nahezu jede Mahlzeit wird nun doppelt hergerichtet: Eine für mich, eine für den Rest der Bande.

Der Duft aus der Bäckerei-Abteilung steigt mir verführerisch in die Nase. Ein Königreich für eine Käse-Laugen-Stange! Bloß schnell weiter, um den Verführungen zu widerstehen, vorbei an Nudeln, Pizza und Süßigkeiten. Stattdessen wandern Magerquark, Magerjoghurt, Frischkäse mit 0,2 % Fett und Putenbrustaufschnitt mit bis zu 2 % Fett im Einkaufswagen. Über den Fund von Geflügelwürstchen freue ich mich wie eine Blöde. Und dann kaufe ich natürlich jede Menge Gemüse ein!

Sobald ich zu Hause angekommen bin, zimmere ich mir Möhren-Zucchini-Puffer mit Hilfe von Eiern und Haferkleie zusammen. Die beschichtete Pfanne wird mit einem Tropfen Olivenöl ausgewischt und nebenbei Tsatsiki und Tomaten-Gurken-Salat zubereitet. Ich habe schon lange nicht mehr so lecker gegessen!

Inzwischen glaube ich schon viel mehr daran, dass es klappen könnte mit der gewaltigen Abnahme. Hoffentlich! Dass ich durchhalte, daran besteht für mich endlich kein Zweifel mehr.

Bevor ich 30 Kilo abspeckte, habe ich mir über Kalorien, Fett und Zucker keine großen Gedanken gemacht. Ich aß von früh bis spät: Morgens zwei Weizen-Brötchen mit Nutella. Vormittags eine Tafel Schokolade. Mittags Kartoffelgratin, Hackbraten und Sahnesoße, danach einen Karamellpudding. Da ich gerne für mich und meine Lieben backe, konnte ich auf das Stück Torte am Nachmittag nicht verzichten. Abends genehmigte ich mir drei Scheiben Brot mit Käse, Salami und Leberwurst. Na ja, und vorm Fernseher gab's natürlich Chips und einen Liter Cola.

Stopp! Das ist natürlich Quatsch. Aber so fangen viele Berichte über Ex-Dicke an. In Zeitschriften und Fernsehsendungen wird das fragwürdige Bild maßloser Dauerfressmaschinen gezeichnet. Attraktive und durchtrainierte Blondinen erklären vor laufender Kamera den ahnungslosen Übergewichtigen in viel zu engen T-Shirts, dass Gurkenscheiben gesünder als Chips sind. Klatschblätter mit Vorher-Nachher-Fotos drucken Interviews ab, in denen die glücklich Erschlankten von ihren bahnbrechenden Erkenntnissen berichten: „Diese Diät hat richtig Spaß gemacht! Ich hatte nie das Verlangen nach Süßigkeiten und fetten Soßen, seitdem ich weiß, dass man auch aus Gemüse ganz tolle Gerichte zaubern kann!"

Alle Dicken sind selbst schuld. Sie sind faul, unbeweglich und wissen rein gar nichts über ausgewogene Ernährung. Vor allem aber essen sie rund um die Uhr. Das ist die Kernaussage dieser Beiträge – und sie ist einfach nicht wahr. Von all den Menschen um mich herum, die zu viel auf die Waage bringen, kenne ich nur wenige, die wirklich esssüchtig sind und ein ernsthaftes Problem mit dem Maßhalten haben. Alle anderen haben die A-Karte gezogen.

So lange ich denken kann, beschäftigt mich das Figur-Thema. Zwar war ich kein moppeliges Kind, aber als dünn konnte man mich auch nicht gerade bezeichnen. Wenn ich heute Kinderfotos von mir betrachte, dann finde ich mich darauf einfach völlig normal. Bisschen mehr Bauch als nötig, aber ansonsten der totale Durchschnitt. Trotzdem konnte ich nur die Sachen von Kerstin auftragen. Ihre Schwester Susi war zart und feminin. Kerstin hingegen wirkte kräftig und jungshaft – wie ich. Wir beide waren die Kinder aus der Nachbarschaft, die nie verschickt wurden. So hieß das früher, wenn man zu einer Kinderkur musste. Für mich wäre das kein Zwang gewesen, sondern ich habe es mir gewünscht. „Susi isst immer so wenig. Die ist verschickt worden, damit sie ein paar Pfund zunimmt." Ach, ich hätte auch so gerne mal zu wenig gegessen, aber ich fand sowohl Frühstück, Mittag- als auch Abendessen einfach nur lecker. Ich musste nicht verschickt werden, sondern hörte nachdenklich zu, wenn Erwachsene sich darüber unterhielten, dass „Kirsten ein guter Esser" sei.

Man aß sich satt an Kartoffeln mit Soße, dazu gab es Gemüse in Mehlschwitze und ein Stück Fleisch. Dass man abends mehrere Scheiben Brot verzehrte, war als Kind für mich völlig normal. Erst als ich mit 18 auszog und vom kleinen niedersächsischen Kaff mitten in die Großstadt Hamburg kam, änderte sich mein Essverhalten. Wozu sich etwas selber kochen, wenn doch gegenüber vom Büro ein Mäcces stand? Ich fand es herrlich, dass ich mir nun ständig irgendwo was Essbares kaufen konnte. Burger, Brezeln, belegte Brötchen und natürlich Schokoriegel. Nach einem Jahr passten mir meine Klamotten nicht mehr.

Heute gehen ja schon Grundschulkinder auf die Waage, aber in den 70ern und 80ern taten das nur erwachsene Frauen. Ich wusste lediglich wegen einer Knie-Operation mit 16, dass ich um die 60 Kilo wog. Irgendwas sagte mir, dass dies immer noch so sein müsste. War es aber leider nicht – ich kaufte mir bei Karstadt eine Waage, stellte sie mitten in mein möbliertes Altonaer Zimmer und bekam den Schreck meines Lebens: Ich wog 73 Kilo! Allein die Tatsache, dass ich mich heute mit 44 noch so gut an das Gefühl mit 19 erinnern kann, beweist meinen Schock von damals. Natürlich kann ich mich inzwischen nur darüber wundern, wie unsagbar fett ich mir mit 73 Kilo vorkam, wo das doch jetzt mein Traumgewicht ist. Aber damals bedeutete diese Zahl nur eines: Ich musste dringend abnehmen.

Weil ich keinen Ganzkörperspiegel besaß, kletterte ich auf meinen einzigen Stuhl und betrachtete mich in Jeans und Sweatshirt im rechteckigen Spiegel überm Waschbecken. Viel sehen konnte ich nicht, aber was ich sah, fand ich schrecklich. Das musste sofort ein Ende finden, zumal in meiner Berufsschulklasse lauter schlanke Hanseatinnen mit viel mehr Schick und besserer Figur herumsaßen. Ich wollte auch so aussehen!

Meine erste Diät begann radikal. Ich aß fast gar nichts mehr. Noch nie im Leben habe ich auch nur eine Sekunde daran gedacht, dass ich magersüchtig werden könnte, denn dafür liebe ich gutes Essen einfach viel zu sehr. Schon mit 19 Jahren drehte sich bei meiner ersten Diät fortan alles nur noch um die Frage, wann ich das nächste Mal etwas essen dürfte.

Immerhin besaß ich einen Kühlschrank und füllte diesen erstmalig mit ein paar Lebensmitteln: Knäckebrot, Light-Schmierkäse, Light-Wurst, Snickers und Wasser. Morgens aß ich eine Scheibe Knäcke, mittags holte ich mir bei Ditsch eine Käse-Laugen-Stange für eine Mark und abends aß ich einen Snickers. Vitamine, Ballaststoffe und andere Sachen interessierten mich nicht, denn mir ging es bis auf die dauernden Fressgelüste blendend. Nach zwei Monaten wog ich 54 Kilo. Leider konnte ich dieses Gewicht nur einen Tag lang halten, aber fühlte mich dann lange Zeit mit 58 Kilo pudelwohl.

Endlich konnte ich mir in jedem Laden Klamotten kaufen! Meine neue Hamburger Freundin sagte, dass ich gar keinen Hintern mehr in meiner Jeans habe, so hätte ich abgenommen. Das war das beste Kompliment, das ich je bekommen hatte. Nie wieder fühlte ich mich in meiner Haut so zu Hause wie damals. Endlich passte mein Körper zu mir und ich hatte keinen großen Busen mehr, sondern ein B-Körbchen. Wenn ich es recht überlege, eifere ich seit dieser Zeit dem Gefühl von damals hinterher. Dabei hatte ich selbst mit so wenig Gewicht keine Traumfigur, weil meine Beine genauso kurz wie immer und die Hüften ausladend waren. Aber darum ging es auch gar nicht – es ging immer nur um die Kleidung, die ich bedenkenlos anziehen konnte. Niemand, der von Geburt an schlank ist, kann sich vorstellen, wie glücklich man allein wegen eines stinknormalen T-Shirts und schlichter Jeans sein kann.

Bekanntlich hatte ich mich seitdem verdoppelt. Wenn mir das einer mit 19 erzählt hätte, wäre ich vermutlich für den Rest meines Lebens bei Knäcke, Ditsch und Snickers geblieben.

Tag 11

Sie sind zwar nur toleriert, aber die frisch erstandenen Joghurts von Optiwell lassen mein Herz höher schlagen. Vor 12 Tagen hätte ich über 47 Kalorien pro Joghurt gelacht. Jetzt bedeuten diese Becher eine kleine Sünde, weil sie Zucker und Kohlenhydrate enthalten. Trotzdem kann ich den Geschmack von Aromen plus Magerjoghurt nicht ertragen. Vielleicht mache ich etwas falsch, aber ich muss auch mal irgendwann arbeiten und will doch nur einfach schnell ein paar Löffel Joghurt essen.

Zum Frühstück esse ich erstmalig 30 Gramm Pépites in Milch und könnte heulen vor Freude. Mann, schmeckt das himmlisch! Hoffentlich schlägt das gewichtsmäßig nicht negativ zu Buche. Ansonsten wird das mein lebenslanges Highlight, denn das Zeug schmeckt nicht nach Diät, sondern süß, lecker, genial. Nur leider ist es viel zu wenig.

Ich schnipple in der Küche wie ein Weltmeister. So viel Petersilie und Schnittlauch habe ich noch nie verbraucht; man lernt ganz hervorragend zu würzen mit Dukan. Eier esse ich jetzt doch mehr und hoffe, dass mein Arztbesuch, den ich ganz bestimmt nächste Woche absolviere, mir nicht einen üblen Cholesterinwert beschert.

Tag 12

Dass ich mal ein schlechtes Gewissen haben könnte, weil ich die sogenannte Wundersuppe mit Gemüse- statt mit Fleischbrühe zubereite, hätte ich auch nie geglaubt. Ist aber so. Heute gibt es Kohlsuppe und da darin eigentlich viel zu viel Gemüse und viel zu wenig Proteine enthalten sind, wäre Fleischbrühe besser.

Ich gewöhne mich langsam an das fehlende Brot und genieße einzelne Speisen sehr bewusst. Mittags

Gemüsesuppe mit Hähnchenbruststreifen, abends einen gemischten Salat – das alles ist köstlich und geht auch ohne Kohlenhydrate.

Was mich langsam etwas nervt, ist die Tatsache, dass ich seit Tagen unter Verstopfung leide.

Tag 13

5 Kilo in 13 Tagen – wow! Zum Dank rufe ich endlich Susanne an – die Frau, die mir überhaupt von Dukan berichtet hat.

Das Frühstück ist wie gewohnt zum Abgewöhnen, mittags gibt es Hähnchen und Quark. An PP-Tage werde ich mich nie gewöhnen. Susanne isst zum Frühstück bereits ein Pfund Quark mit lauter Zeugs drin. Allein bei dem Gedanken daran muss ich mich übergeben. Ich kann überhaupt nicht nachvollziehen, wie man das runterkriegen soll.

Bin hoch motiviert, aber Sonntage mit reinem Protein gehören nun nicht gerade zu meinen favorisierten Tagen.

Am späten Nachmittag hab ich mir schnell ein Thunfisch-Rezept aus dem Netz gezogen. Zusammengemixt mit Ei, Cornichons, Zwiebeln und Joghurt schmeckt das durchaus okay und immer noch besser als pur. Trotzdem bin ich heilfroh, wenn morgen wieder PG-Tag ist.

Das Frühstück nervt mich wirklich an. Ich überlege ernsthaft, ob ich mir täglich die Pépites erlaube, aber sie enthalten so viel Haferkleie, dass ich es wohl doch lieber lasse.

Ich habe jedenfalls extremen Heißhunger auf ein Käsebrot und den kann ich an einem PP-Tag auch nicht mit irgendwelchen Quark-Fleisch-Fisch-Gerichten kompensieren. Zwar könnte ich mir endlich mal einen Wackel- oder Vanillepudding kochen, aber irgendwie will ich noch nicht. Und es wäre auch kein Ersatz für mein geliebtes Käsebrot. Vielleicht halte ich mich mit diesen Aktionen lieber zurück, bis ich ein sicherer Uhu bin und um die 97 Kilo wiege. Das ist aber noch ein weiter Weg.

Tag 14

Hatte gestern schon richtige Bauchschmerzen wegen der Verstopfung. Nach intensiver Recherche bin ich zu dem Schluss gekommen, dass ich Sauerkrautsaft bei Amazon bestelle. Noch will ich nicht so tief sinken, mit Abführzäpfchen entgegenzuwirken. Wen wundert's, dass ich das mit Anfang 20 selbstverständlich wie all meine Freundinnen gemacht habe?

Tag 15

Endlich wage ich den Weg zu meinem Hausarzt. Von der Dukan-Diät hat er noch nie etwas gehört, aber immerhin rät er mir nicht davon ab. Ich glaube, er denkt, dass ich es ohnehin nicht schaffe und es sich dabei nur um eine Schnapsidee handeln kann. Wie immer motiviert mich so was ungemein und bestärkt mich darin, es allen Skeptikern gewaltig zu zeigen.

Mein Blutdruck ist erstmals viel zu niedrig – für gewöhnlich koche ich dauernd über. Die blutdrucksenkenden ACE-Hemmer soll ich daher lieber halbieren und dann die Angelegenheit weiter beobachten. Dass ich einen Nierenschaden von der Diät bekommen könnte, befürchtet mein Arzt auch. Bitte nicht! Ich lasse mir Blut abzapfen und erfahre morgen, wie es um mich steht.

Nachmittags fahre ich nach Jeddingen zu Carola. Sie hat zu ihrem Geburtstag viele Uralt-Freundinnen eingeladen, die ich teilweise seit Jahren nicht gesehen habe. Ich schäme mich wegen meiner Figur – nicht vor Carola, aber vor Karen, Meike und Hanni. Absagen will ich trotzdem nicht schon wieder. Erbärmlich, wie oft ich Termine in den letzten Jahren abgesagt habe. Aus Scham. Ich will das nicht länger erleben; mein dicker Körper macht mich einsam und zu einer anderen Person.

Vor den tollsten Kuchen und Torten sitze ich wie eine Heldin, denn alle außer mir hauen rein. Es bleibt mir gar nichts anderes übrig als von der Diät zu erzählen und ich verspreche feierlich, dass ich in genau einem Jahr mit mindestens 20 Kilo weniger erscheine. Oha! Ich muss wahnsinnig sein, aber ich glaube mir selbst.

Tag 16

Anruf beim Hausarzt, die Blutwerte sind da. Meine Werte sind super, sagt der Doc, ich könne noch 100 Jahre mit der Diät weitermachen, weil sowohl Leber- als auch Nierenwerte wie bei einem Neugeborenen sind. Die Nieren sogar über 100 Prozent. Wow – und das bei meinem Triptan-Verbrauch! Allerdings sind meine Harnsäurewerte erhöht. Wenn dieses so bliebe und ich einen Gichtanfall bekäme, müsse ich mit der Diät aufhören.

Ob nun der Wert ohnehin schon erhöht war, wissen wir natürlich nicht. In einem Monat soll wieder gecheckt werden, die anderen Werte erst in drei Monaten. Schnell erkundige ich mich nach dem Eierkonsum und mein Arzt beruhigt mich genauso wie Doktor Google: Man kann so viele Eier essen, wie man lustig ist. Mit dem Cholesterin-Wert hat das überhaupt nichts zu tun. Gott sei Dank! Eier, ich komme!

Insgesamt hört sich das doch alles super an und nachdem ich Gicht ergoogelt habe, beschließe ich, dass ich solch einen Mist nicht brauche. Wird schon schiefgehen!

Tag 19

Ein neuer Tischgrill mit Deckel und Aroma-Fächern lässt mein Herz höher schlagen. Champignons mit Frischkäse gefüllt, Paprika, Zwiebeln, Zucchini und natürlich Garnelen, Lachs und Putenbrust sind spielend leicht fettfrei und ohne aufzupassen zuzubereiten. Bin total happy und außerdem geht das Gewicht weiter runter.

Tag 20

Erkenntnis des Tages: Ich mag kein Tofu. Dabei habe ich mir ganz viel Mühe gegeben und unzählige Rezepte gewälzt. Meine Fake-Hackfleischstippe schmeckte nach Gummi und ich habe nach drei Probebissen alles in die Tonne getreten.

Stattdessen esse ich das erste Mal seit Jahrzehnten ein Rumpsteak. Mein Mann brät mir eins und zwar schön durch – und siehe da: Schmeckt super und mal ganz anders! Steak wird also mein künftiges Restaurant-Essen, was ich sehr beruhigend finde.

Tag 23

Ich hatte zwei Tage lang Migräne und sofort ein paar hundert Gramm mehr auf der Waage. Das wundert mich gar nicht, denn es untermauert meine Theorie, dass die Migräne mich dick gemacht hat. Normalerweise ist der Heißhunger auf Herzhaftes oder Süßes vor und nach einer Attacke extrem. Das hat sich nicht geändert; neu ist allerdings, dass ich dem nicht nachgebe. Irgendwie stand ich es durch, auch wenn es geradezu unmenschlich ist, wenn man in solchen Fällen weder Zucker noch Kohlenhydrate und Fettiges zu sich nehmen kann.

Wie viel schöner das Leben ohne Migräne ist, habe ich in den letzten Wochen zu spüren bekommen. Ich hoffe sehr, dass dies nur ein Ausrutscher war und ich erneut lange davon verschont bleibe.

Die Erschöpfung nach dem Anfall ist groß, die Lust auf ein tröstendes Frustmahl mindestens genauso. Ich setze mich vor den Fernseher, weil mir nichts Besseres einfällt und mich schlanke Prominente in hirnlosen TV-Formaten nun mal motivieren.

Tag 24

Endlich bin ich die Migräne los und freue mich über mein Thunfisch-Experiment. Mit Fisch nehme ich offensichtlich besser ab als mit Fleisch. Somit sind jetzt Lachs, Krabben und Thunfisch meine neuen Lieblinge.

7 Kilo sind schon weg, dabei ist noch nicht mal ein Monat rum – ich bin glücklich. An meinen Jeans spüre ich, dass der Speck sich verzieht. Insgesamt esse ich vermutlich eher zu wenig als zu viel. Viele Dukan-Fans essen wesentlich mehr als ich, aber ich traue mich nicht. Meine letzte Mahlzeit des Tages nehme ich nur in Ausnahmefällen nach 18 Uhr ein. Gut, dass neuerdings um 18 Uhr alle Lindenstraßen-Folgen ab Folge 1 wiederholt werden und wie nett vom Sender, dass die Uhrzeit genau auf meine kritischen Abendbrotzeit gelegt wurde.

Der Uhu rückt näher und mein Optimismus wächst. Wenn es immer so weiterginge, wäre das mehr als großartig. Sogar mein Verstopfungsproblem scheint gelöst. Ob sich mein Stoffwechsel bereits umgestellt hat?

Tag 25

Wenn ich von meinem Zuhause aus immer an der Weser entlang marschiere, dann einen Schwenker nach rechts mache und wieder in die andere Richtung laufe, bin ich zu Fuß eine dreiviertel Stunde unterwegs. *War* ich zu Fuß eine dreiviertel Stunde unterwegs. Seit

Jahren meide ich nämlich diese Strecke, denn sie macht mir bewusst, was für ein Lahmarsch aus mir geworden ist.

Es gab durchaus Zeiten, in denen ich den Weg täglich gegangen bin und dabei nicht sonderlich in Schweiß kam. Heute ist das anders. Lieber wähle ich andere Wege, wo ich Koda unangeleint rennen lassen kann und selbst in Ruhe hinterher trotte. Unser Australian Shepherd Koda ist ein lauffreudiger Arbeitshund, mit dem ich mehrmals täglich spazieren gehe, aber die großen Runden meide ich aus Gründen…

Bei dieser Tour muss ich zum Schluss an mehreren Wohnhäusern vorbei latschen. Ich ziehe aber die Einöde in der Wesermarsch vor, wo ich kaum einer Menschenseele begegne und mich nicht mit Kleidungsfragen belasten muss. Im Sommer komme ich leicht ins Schwitzen, im Winter eigentlich auch. Ich fühle mich nicht wohl, wenn ich gehe. Langsam, behäbig, irgendwie nicht zu meinem flinken Hund passend. Das soll jetzt endlich wieder anders werden und ich werde mir die große Hunde-Runde zurückerobern.

Im Ratgeber steht, dass man täglich eine halbe Stunde zügig gehen sollte. Mir kommt das sehr entgegen, denn ich hasse Sport. Also beeile ich mich, um aus dem Quark zu kommen und lege einen Zahn zu. Als ich an der Holzbank an der Weser ankomme, was noch nicht mal ein Achtel des Gesamtweges ausmacht, bin ich schon aus der Puste. Beschämt gehe ich weiter, obwohl mich doch niemand sieht. Ich schäme mich vor mir selbst. Wie konnte das nur passieren, dass mich ein schneller Fußmarsch so außer Atem bringt? Noch vor dem nächsten markanten Punkt drehe ich um und beruhige mich selbst: Jeden Tag werde ich ein paar Meter weiter gehen und wenn es Monate dauert. Irgendwann schaffe ich die Runde wieder im Eiltempo, ohne ein Sauerstoffzelt zu benötigen.

Tag 26

Unfassbar, aber ich habe schon wieder abgenommen!

Heute ist sowieso ein toller Tag, denn ich habe gestern mein Buch „Ein (H)Uhu zum Verlieben“ hochgeladen und jetzt steht es schon bei Amazon im Gesamtranking auf Platz 41. Ich bekomme unglaublich viel Feedback zum Buch und es hört sich immer so an: „Du sprichst mir aus der Seele!“ „Süßes Cover!“ „Wie klasse du das mit den Klamottenproblemen beschreibst – ich erkenne mich total wieder!“ Ich weiß nicht, warum ich nicht schon früher darauf gekommen bin über eine übergewichtige Protagonistin zu schreiben.

Tag 27

Meine Salate werden immer perfekter und gleichzeitig vermisse ich fette Dressings immer weniger. Heute gibt es zwei Blattsalate, ein Ei, eine Hähnchenbrust in Streifen geschnitten und auf meinem geliebten Tischgrill gebrutzelt, eine halbe Tomate, einige Scheiben Salatgurke, eine viertel Paprika, Senf, wenig Essig und Öl und Schnittlauch. Es ist so einfach, wenn man alles im Haus hat und schmeckt super.

Wovon ich nie genug bekommen kann ist Eiersalat aus zwei Eiern, Quark, Frischkäse, Senf, Milch, Pfeffer, Schnittlauch und Cornichons. Mal sehen, wann ich mich daran überfresse, aber bisher könnte ich es mehrmals täglich verdrücken.

Jeden Abend halte ich mich an meiner Vittel-Flasche fest und jammere rum. Mein armer Mann wird noch sehr stark sein müssen, denn ich kann mich ab 18 Uhr selbst nicht mehr leiden. „Ich habe heute garantiert zugenommen!" „Jetzt ein Käsebrot, dafür würde ich sterben!" „Bestimmt nehme ich nicht weiter ab, ich merke das ganz genau!"

Am nächsten Morgen komme ich dann gutgelaunt aus dem Bad und verkünde mein neues Gewicht. Eigentlich wäre es langsam mal an der Zeit erwachsen zu werden, aber abends ist es einfach besonders schlimm. Vielleicht ist meine Essstörung doch viel übler, als ich mir immer eingeredet habe. Wer sonst denkt denn wirklich ständig an Essen? Ich glaube, ich bin nicht ganz normal.

Tag 29

Heute vor vier Wochen habe ich mit der Diät angefangen. 8,6 Kilo in vier Wochen – das hätte ich nie geglaubt. Es ist so schön, dass ich vor Freude heulen könnte.

Manchmal, wenn ich bereits um 6:30 Uhr frühstücke, bereite ich mir mein Mittagessen schon um 10:30 Uhr zu. Ich denke wirklich pausenlos ans Essen. Aktuell freue ich mich wie eine Blöde auf die Rückkehr meines Mannes von der Nordsee. Er muss mir unbedingt fangfrische Krabben mitbringen!

Tag 30

Glücklich, glücklich, glücklich. Der „(H)Uhu" ist inzwischen auf Platz 30, ich habe 9 Kilo abgenommen und für Samstag ein günstiges Ticket fürs „Phantom der Oper" in Hamburg ergattert. In der vierten Reihe – ich freu mich so! Endlich sehe ich das Phantom wieder, das ich als Auszubildende so geliebt habe. Seinerzeit wohnte ich direkt gegenüber der Neuen Flora und habe meine letzten Kröten immer und immer wieder für dieses Musical ausgegeben.

Das Ticket ist mein vorzeitiges Geburtstagsgeschenk und meine ganz persönliche Belohnung für die ersten 10 Kilo, mit denen sehr bald zu rechnen ist. Wenn ich 20 Kilo runter habe, belohne ich mich anders, nämlich mit Shopping. Bis dahin müssen meine alten Klamotten herhalten. Es sind genug im Schrank, die noch zu eng sind, aber bald wieder passen dürften. Das meiste davon ist Bürozeug – Blusen, Stoffhosen, Blazer, aber da muss ich jetzt durch.

Mein Mann hat mir neulich vom Aldi zwei Packungen Krabben mitgebracht, die wir im Kühlschrank vor den Kindern versteckt haben. Rabeneltern! Bei Krabben müssen wir jedoch vorsichtig sein, denn die essen wir alle gerne. Dreisterweise hat mein Mann mir doch tatsächlich telefonisch mitgeteilt, dass er keine fangfrischen Krabben aus Eiderstedt mitbringen wird, weil die zu teuer seien. Ich hoffe für ihn, dass er Witze gemacht hat. Morgen kommt er wieder und wird sein blaues Wunder erleben, wenn es kein schlechter Scherz war. Immerhin esse ich sonst kaum noch was, da werde ich ja wohl frischen Fisch bekommen!

Beim Spazierengehen erlebe ich sehr Erbauliches: Meine Nachbarin fragt mich, ob ich abgenommen habe. Sie meint, man sieht es. Hurra! Das ist ja geradezu unglaublich schön. Damit habe ich noch gar nicht gerechnet und ich berichte begeistert von der Dukan-Diät. Überhaupt habe ich schon einige Leute mitgerissen mit dieser Ernährungsweise. Nur Wolfgang, ein virtueller Langzeit-Kumpel und Kollege, nimmt parallel zu mir ab mit den Weight Watchers. Allerdings geht auch das auf meine Kappe, denn ich habe ihm dazu geraten. Bei ihm funktioniert das Punktesystem super. Klar, er hat noch keine Diätkarriere wie ich hinter sich und außerdem ist er ein Mann. Mehrmals die Woche mailen wir uns die neuesten Kiloverluste. Natürlich nimmt er viel schneller als ich ab, der Schuft.

Tag 31

Adios, Lieblingsjeans, du bist das erste Kleidungsstück, das ich zur Altkleidersammlung gebe. War schön mit dir, denn du warst die einzige Hose, die vernünftig saß und sogar modisch war. Die meisten deiner Artgenossen tragen die unsichtbare Aufschrift „Für Dicke gemacht, von Idioten erdacht".

Vernünftige Klamotten in großen Größen sind meist unbezahlbar. Sehnsuchtsvoll stöbere ich im Internetshop von Navabi herum, wo sich geniale Marken wie Anna Scholz und Sallie Sahne verstecken. Aber wer kann das bezahlen? Ich nicht. Dabei gehöre ich schon zu denjenigen, die relativ viel Geld für ihre Sachen ausgeben. Ich lande immer wieder bei Ulla Popken und suche stets die wenigen Nadeln im Heuhaufen. Warum denken die Modemacher eigentlich, dass Moppels alle über 1,80 Meter messen? Müssen die Shirts unbedingt bis zu den Knien gehen, damit man den letzten Funken Restwürde verliert? Und wer kam eigentlich auf die bescheuerte Idee, jedes zweite Oberteil mit ¾-Ärmeln zu versehen? Ich hasse diese Armlänge. Entweder Kurz- oder Langarm, aber ich finde, Ärmel, die bis zum Ellenbogen gehen, machen noch dicker!

Bis man endlich über eine Basisgarderobe verfügt, mit der man sich blicken lassen kann, sind unzählige Griffe ins Klo geschehen. Darum habe ich immer wieder die gleichen Sachen an. Mode macht mir als sogenannter Rubensfrau keinen Spaß. Ich beneide die jungen Modebloggerinnen, die selbstbewusst die neuesten Fummel präsentieren. Aber wenn ich ehrlich bin, finde ich kurze Röcke bei strammen Waden in erster Linie unvorteilhaft. Ich finde mich nicht wieder auf diesen Seiten, auch wenn es mich bei anderen Frauen beeindruckt. Außerdem sehne ich mich nach stinknormalen Klamotten, mit denen ich einkaufen, Gassi und zum Elternabend gehen kann. Aber selbst ein schlichtes Shirt, das vorteilhaft geschnitten ist und das was für mich tut, wie Guido Maria Kretschmer sagen würde, ist schwer zu finden.

Nun also passt mir eine alte Jeans, die ich seit Jahren im Kleiderschrank gehortet habe. Sie ist noch etwas eng, aber das wird schon.

Tag 32

Ich könnte mich daran gewöhnen, nur noch so selten wie derzeit Migräne zu haben. Ist das herrlich! Das glaubt mir sowieso kein Mensch. Ohne Kohlenhydrate hat man gefälligst Migräne zu haben – hab ich ja selbst propagiert und über Low-Carb-Klugscheißer gelästert. Nun bin ich selbst einer.

Man kann übrigens aus Pastinaken Fake-Bratkartoffeln herstellen. Etwas gehirngewaschen bin ich ja schon, aber ist mir doch egal. Meine in Scheiben geschnittenen Pastinaken sind das Highlight des Tages!

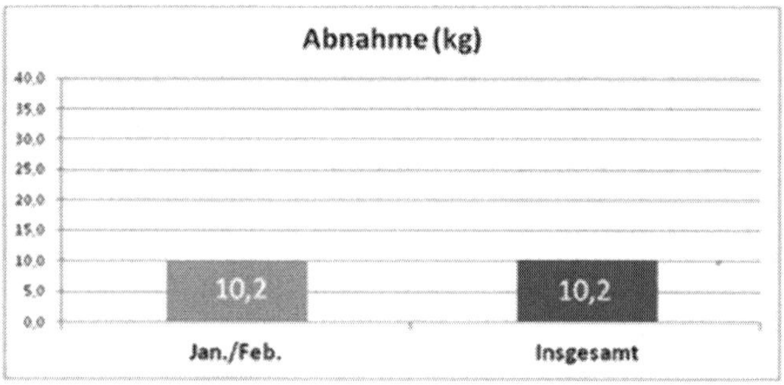

3
März

Mit Naturschlanken verhält es sich oft ähnlich wie mit Kinderlosen. Wer noch nie mit Gewichtsproblemen kämpfte, weiß am besten Bescheid über den Unsinn von Diäten. Und wer noch nie ein brüllendes Bündel durch die Nacht schleppte, kennt sich eben aus mit festen Einschlafritualen.

Dünne haben den totalen Durchblick und können genau definieren, welche fatalen Fehler Dicke machen. Zuerst einmal sind diese natürlich unsagbar verfressen und faul. Schlanke selbst sind vielleicht auch verfressen und faul, aber sie ernähren sich ausgewogen. Ausgewogene Mischkost, das ist der Zauberbegriff und jeder Klops käme nie von alleine auf die Idee, dass es so einfach ist. Gut, dass die Durchtrainierten es uns erklären, denn wenn wir dann auch noch auf die irre Idee einer Diät kommen, beginnt der Anfang vom Ende.

Zu Diäten hat wirklich jeder eine Meinung und äußert sie ungefiltert, ungefragt und unüberlegt. Man kann sich einen richtigen Spaß daraus machen und ein „Ich-mach-gerade-Diät“ in den Raum werfen. Dann wartet man ab, wie lange es dauert, bis alles durcheinander redet und hakt seine innere Strichliste ab. Folgende Weisheiten sind unvermeidlich:

„Diäten machen dick.“

„Danach kommt dann der Jo-Jo-Effekt.“

„Ernähr dich lieber ausgewogen.“

„Nach 18 Uhr nichts mehr.“

„Abends keine Kohlenhydrate, dann purzeln die Pfunde.“

„Dreimal die Woche zum Sport, dann nimmt man auch nicht zu."

„Einfach die Süßigkeiten weglassen."

„Nur zweimal die Woche Fleisch und sonst viel Obst und Gemüse."

So etwas Ähnliches habe ich mal in meinem früheren Job in einer Verkaufsschulung gelernt, bloß da ging es um das Gegenteil: Wie schaffe ich es, dass alle Welt nach einer Stunde sagt: „Mensch, mit dir kann man richtig gut quatschen"? Geht ganz einfach. Man geselle sich auf einer Party zu einer kleinen Gruppe und fragt nach den letzten Urlauben und ob man einen guten Reisetipp parat habe. Das lässt sich niemand zweimal sagen und schon geht die ausführliche Berichterstattung los. Man selbst hakt hin und wieder interessiert nach, lacht an den passenden Stellen herzhaft und guckt begeistert aus der Wäsche. Schon hat man neue Freunde.

Das Gegenteil erreicht man, wenn man von seiner Diät berichtet. „Ich esse hauptsächlich Proteine. Der Konsum von Eiern verursacht nachweislich keinen erhöhten Cholesterinspiegel. Auf Obst verzichte ich, bis ich mein Zielgewicht erreicht habe." Es ist absolut erstaunlich, wie schnell man auf diese Art ein Streitgespräch hervorrufen kann. Wie wütend die Leute werden, ohne dass sie ein richtiges Gegenüber haben! Wo doch jeder weiß, dass Vegetarier gesünder leben, der Körper Zucker braucht, Vitamin D wichtiger als Vitamin C ist, Olivenöl aus Italien kommen muss … Die Liste lässt sich unendlich erweitern, denn fest steht: Jeder weiß alles über Diäten.

Ich finde das lustig, denn mir geht es nicht anders. Da studiere ich seit Jahrzehnten jeden Bericht über Kirstie Alleys Schlankheitsgeheimnisse, kenne Moppel-

Ich fast auswendig und meine, wirklich alles ausprobiert zu haben – und muss nun feststellen, dass ich irgendwie gar nichts wusste. Kein Stück bin ich besser als die glücklichen Schlank-Gen-Inhaber mit ihren klugen Ratschlägen. Ich sollte mal lieber schön die Klappe halten und mich etwas schämen, weil ich erst mit 40 Kilo Übergewicht gelernt habe, dass im Magerquark meine Wahrheit liegt.

Tag 33

Heute geht es endlich ins „Phantom der Oper“ und zur Feier des Tages sind 10 Kilo runter.

Mein Mann und ich sind just in time nach Hamburg gefahren. Da die Vorstellung um 15 Uhr stattfindet, musste ich ernsthaft in mich gehen: Wie stelle ich das bloß mit dem Essen an? Ich finde eine Lösung und in ein Tagebuch darf man alles schreiben. Auch, dass man ein Geflügelwürstchen in der Handtasche dabei hat und dieses in der Pause auf dem Klo der „Neuen Flora“ verdrückt. Andere setzen sich eine Spritze. Ich mach Dukan in der Pinkelpause.

Tag 34

Gestern konnte ich nicht viel trinken, weil ich sonst während der Autofahrt und des Musicals ständig auf Toilette gemusst hätte. Tatsächlich wog ich dann abends auch satte zwei Kilo mehr als in der Früh. Also habe ich die Nacht mit Wassersaufen verbracht, was sogar zum Erfolg führte.

Ich fühle mich trotzdem komisch aufgebläht und verstopft. So richtig klappt das mit meiner Verdauung noch nicht. Ob ich endlich mal einen Schluck Sauerkrautsaft probiere? Allein der Geruch nach Öffnen der Flasche ist ekelerregend. Drei Schlucke schaffe ich, dann muss ich mich übergeben. Widerlich! Weshalb kriegen andere Leute das Zeug runter? Meine

Familie möchte den Trunk auch nicht haben und so gieße ich das gesunde Abführmittel in den Ausguss.

Tag 35

Neues Leibgericht: Thunfischfrikadellen. Ich produziere sie gleich für mehrere Tage und bin froh, wenn ich mir schnell eine fertige Bulette aus dem Kühlschrank nehmen kann.

***

Tag 36

Meine Laune ist unterirdisch und ich blaffe jeden, der mir in die Quere kommt, unfreundlich an. Ständig denke ich an Essen, das ist doch nicht normal! Außerdem bin ich ungeduldig und will schneller abnehmen. In einem Monat sind wir auf Nils' und Caros Hochzeit eingeladen und dann will ich nicht aussehen, wie ich aussehe. Verdammt! Wann bin ich endlich ein Uhu?

Apropos Uhu – das „(H)Uhu"-Taschenbuch ist heute angekommen und ich bin geradezu verliebt in das Design. Immerhin lässt die Idee mit der molligen Hauptprotagonistin mal wieder die Kasse klingeln. Ich bin viel zu unproduktiv, seit ich die Diät mache und das nervt mich. Mir schwant, dass das noch eine ganze Zeit lang so bleiben wird. Vielleicht sollte ich einfach akzeptieren, dass das Abnehmen richtiggehende Arbeit für mich ist. Aber kann ich das?

Tag 37

Endlich habe ich ein Frühstück für mich gefunden, das mir schmeckt! Man verrühre Haferkleie, Quark, Ei und Weinsteinbackpulver gründlich, füge eventuell noch Pfeffer, Paprika und Oregano hinzu, befördere das Gemisch in einem Förmchen in die Mikrowelle und toaste es anschließend. Fertig ist das sogenannte Mikrowellentoast. Anschließend belege ich die Scheiben mit Frischkäse und Putenbrust. Lecker! Bloß leider mal wieder viel zu wenig. Überhaupt esse ich wohl viel zu wenig. Überall lese ich von Dukanern, die von früh bis spät essen. Aber im Ratgeber ist bei Mustertagen auch nur von drei Mahlzeiten täglich die Rede, bei Bedarf noch zwei Zwischenmahlzeiten. Was nun richtig für mich ist, weiß ich leider auch nicht. Viele Foren-Mitglieder sprechen davon, dass der Ofen ständig brennen müsse und darum das Eiweiß nur so reingeschaufelt werden sollte. Hm. Ich glaube nicht, dass ich bei den Mengen abnehmen würde, aber verlockend ist der Gedanke schon, mal wieder regelmäßig satt zu werden.

Da mir Rinderhack inzwischen Brechreiz verursacht, ich aber eigentlich sehr gerne Hackfleisch essen würde, bin ich ganz versessen auf Putenhack. Morgen werde ich mal in den hiesigen Supermärkten danach Ausschau halten. In vielen anderen Ländern gibt es das angeblich überall, nur hier hält es erst langsam Einzug in die Kühlregale.

***

Tag 38

Aaaah, Frikadellen aus Putenhack schmecken so bombastisch! Dazu habe ich mir Tsatsiki in der mageren Version und einen bunten Salat gegönnt – satt, happy, zufrieden! Bin ich froh, dass ich langsam lauter leckere Dinge finde, die sogar schlank machen. Hackklopse und Eiersalat gehören sowieso zu meinen Lieblingsgerichten. Es ist toll, so viele Rezepte mit diättauglichen Zutaten kennenzulernen.

Tag 39

Manchmal müssen es die Pépites aus dem Dukan-Shop sein, denn ich mag sie einfach zu gerne. Ich weiß nicht, warum ich mir nicht auch einfach mal einen Pudding mit Magermilch und Süßstoff koche. Irgendetwas hält mich davon ab, vielleicht ist es auch der Ekel vor Süßstoff. Lieber behelfe ich mir bei akuter Gier nach Süßem mit den müsliähnlichen Flakes.

Übermorgen treffe ich mich erstmals wieder mit zwei Freundinnen zum Frühstücken im „Cup & Cino". Für mich wird das ein blödes Frühstück, denn ich kann ja noch nicht mal die fettigen Rühreier nehmen. Außerdem ist die Wurst nicht beschriftet, sodass ich nicht weiß, wo der Geflügelaufschnitt sein könnte. 10 Euro für Lachs und gekochte Eier, na prima. Da muss ich jetzt wohl durch, wenn ich im Laufe der Diät nicht all meine sozialen Kontakte verlieren will, nur weil ich keine Brötchen essen kann.

Ach, ihr geliebten Brötchen! Ihr fehlt mir so!

Tag 40

Eine Hokaido-Kürbissuppe macht mich heute so froh, wie es einst nur Ferrero Rocher schaffte. Ich bekomme es sogar hin, nicht die ganze Zeit daran zu denken, dass Brot zum Stippen ganz fabelhaft wäre.

Tag 41

Ich packe meine Handtasche und hinein kommen zwei Putenfrikadellen, zwei gerollte und mit Frischkäse bestrichene Scheiben Putenbrustaufschnitt und ein paar Tropfen entrahmte Milch für den Kaffee.

Claudia und Anke staunen über meine Konsequenz, aber hey, das ist ein Mega-Frühstück für meine Verhältnisse, denn ich gönne mir zusätzlich etwas Lachs und Ei auf dem Teller. Wider Erwarten ist es überhaupt nicht schwer mit meinen Freundinnen zu frühstücken. Es ist sogar sehr schön.

Und: Es passen wieder alte Klamotten! Längst nicht alle, aber ich fühle mich schon wesentlich besser und der Scham-Faktor verschwindet langsam. Nun bin ich eine normale Dicke, vor wenigen Wochen war ich noch eine richtig dicke Dicke.

Tag 42

Das nennt man wohl emotionale Achterbahnfahrt. Zwar habe ich nur 200 Gramm zugenommen und ahne langsam, warum das tägliche Wiegen nicht wirklich beliebt ist, aber ich sehe total schwarz. Schwarz fürs Abnehmen, schwarz fürs Sattessen, schwarz für mich. Ich habe Hunger, verdammt! Und zwar nicht auf Eier und Hähnchenkassler, auch wenn das sehr lecker schmeckt, sondern auf die Beilagen, auf Schokolade und Chips! Und ich will kein schlechtes Gewissen haben, wenn ich einen Joghurt mit 47 Kalorien verzehre, nur weil da die böse Wortendung –ose enthalten ist. Alles, was mit –ose endet, so habe ich mir mal sagen lassen, besteht aus Zucker. Ose landet als Speck in der Hose.

Ich lasse mir beim Arzt erneut Blut abnehmen, um mal zu gucken, ob alles im grünen Bereich ist. Könnte permanent heulen. Bin ich doch esssüchtig und habe es nur nicht gewusst?

Tag 43

Trotz weiterer Abnahme bin ich ganz schön gefrustet. Wird jetzt jedes Kilo solch ein Kampf, und sei es auch nur im Kopf?

Immerhin sind die Blutergebnisse gut, der Harnsäurewert ist sogar gesunken. Zwar noch erhöht, aber verbessert. In einem Monat muss ich wieder zur Kontrolle.

Seit ich vor einigen Jahren das erste Mal über Migräne schrieb, haben sich viele Kontakte zu anderen Betroffenen entwickelt. Wir sehen uns persönlich, schreiben uns, treffen uns nur virtuell – ganz unterschiedlich, aber häufig intensiv und freundschaftlich. Auch hochkarätige Mediziner gehören zu meinen Lesern, was mich besonders freut. Die Migräne wäre ich zwar gerne für immer los, aber trotzdem ist das Thema eine Herzensangelegenheit für mich. Umso sensibler gehe ich mit dem Thema „Kohlenhydratarme Ernährung bei Migräne“ um, denn ich kann es bis heute kaum glauben, wie gut es mir geht. In mir reift der Entschluss, nicht nur über die Gewichtsabnahme zu berichten, sondern auch darüber, dass ich seit über einem Jahrzehnt nicht so wenig Migräne hatte wie jetzt.

Ausgerechnet bei dieser Gelegenheit bekomme ich es zum ersten Mal mit einer Reaktion zu tun, die ich sonst nie zuvor erlebt habe. Noch nie hat mich jemand blöd angemacht, weil ich zu dick bin.

Hin und wieder gibt es dämliche Kundenbewertungen für „Ein (H)Uhu zum Verlieben“; da wird die Autorin auch gern mal als „Armes Dickerchen“ bezeichnet. Das stört mich nicht. Menschen, die so etwas schreiben, haben bei mir wenig Chance auf tiefe Freundschaft. Außerdem sagen solche Sachen doch nur dumme Leute. So dachte ich, bis Lena ein paar gehässige Kommentare von sich gibt. Lena ist weder dumm, noch unsympathisch. Aber sie spricht aus, was hinter vorgehaltener Hand über Dicke getuschelt wird.

Facebook-Statusmeldung 11. März 2014

Kirsten: Migräniker, aufgepasst! Ich mach das jetzt erstmalig öffentlich und hoffe auf eine sachliche

Diskussion ohne zu heftige Ernährungsschlammschlachten. Seit knapp sechs Wochen ernähre ich mich komplett anders: Keine Kohlenhydrate, kein Zucker, kein Fett. Dafür jede Menge Eiweiß, jeden zweiten Tag zusätzlich Gemüse. Was ich nie für möglich gehalten hätte: Mir geht es blendend. Ich war bis zur Diät schon wieder bei durchschnittlich 18 Migränetagen pro Monat angekommen; jetzt bin ich seit Wochen schmerzfrei. Insgesamt hatte ich in den bisher 43 Tagen der Diät 5 Migränetage, 3 davon mit Triptan.

Chronische Migräne ohne Kohlenhydrate ist ein Killer – auch ich war dieser Meinung und habe die These tatkräftig unterstützt. Zahlreiche Kontaktversuche Andersdenkender habe ich meist ignoriert. Bei diesen Personen möchte ich mich jetzt entschuldigen. (…) Ach ja, 12 Kilo sind auch schon runter!

Es folgten zahlreiche Einträge meiner Facebook-Freunde, einen kleinen Teil davon gebe ich hier mit veränderten Namen und in Textauszügen wieder.

Berta: Wow!

Cecilia: Spricht für sich.

Dora: Bist Du tapfer!!

Kirsten: Nee, echt nicht, ich bin teilweise ungenießbar. Frag meine Familie. Aber sie unterstützt mich, weil das einfach so gigantisch ist und es saudumm wäre aufzuhören.

Emil: Was hatte ich gesagt, ab wann ich dir nachfolge?

Kirsten: 2 Monate!

Franka: Super Kirsten, ich drücke die Daumen, dass es anhält! Ich bin überhaupt keine Ernährungsexpertin und keine Verfechterin irgendeiner Richtung, aber kann man diese Form der Ernährung langfristig durchziehen? Fett braucht der Körper ja, Kohlenhydrate auch (vielleicht weniger als manchmal gedacht). Aber egal, ob es an der Ernährung oder an der Gewichtsabnahme liegt: nur 5 Migränetage innerhalb von 43 Tagen ist der Wahnsinn und absolut erstrebenswert! Freu mich für dich! Glückwunsch!

Emil: Ok, das hatte ich nach zehn Tagen oder so gesagt, bleiben mir also noch knapp vier Wochen. Wenn sich bis dahin botoxmäßig nicht das Wunder zeigt, komme ich hinterher. Wobei ich ja überlege, ob eine Reduktion der Anfallsrate um ca. 40-50% nicht schon das erwünschte Wunder ist. Aber man ist ja nie zufrieden. 50% Verbesserung machen bei mir immer noch knapp 15 Migränetage. Also, ist der Monat halb voll oder halb leer? Jedenfalls genieße ich meine migränefreien Tage sehr.

Kirsten: Danke! Langfristig wird das nicht gehen, nee. Ich werde dann irgendwann zum Zeitpunkt X jedes bisher gestrichene Nahrungsmittel ganz langsam einschleichen. Das wäre nicht mein erstes geführtes Ernährungstagebuch wegen der Migräne, aber bisher kam dabei nie was raus. Das wird dieses Mal bestimmt anders sein, denn ich habe mich zuvor noch nie so ernährt.

Kirsten: Es ist ein neues Lebensgefühl, und bei mir ist es glaub ich unter 50 Prozent, denn ich hatte die Anfälle ja vor einigen Wochen, also eher am Anfang. Außerdem dürftest du nicht so viel abnehmen!

Emil: Eben! Wenn ich so viel abnehme wie du, kann ich meinen Hund nicht mehr halten!

Kirsten: Ach, das wäre so schön, wenn ich hinterherfliegen würde!

Hanna: Ich bewundere deine Disziplin!

Isa: Herzlichen Glückwunsch, Kirsten. Hut ab, denn es ist nicht einfach das durchzuziehen. Wenn man sich aber besser fühlt, fällt es umso leichter. Daumen hoch ... Mach weiter!

Karin: Wow, super! Was mich aber brennend interessieren würde: Wie erging es dir in der Umstellung?

Kirsten: Genau wie jetzt, das hat mich auch gewundert. Ich hatte nicht gleich Migräne, wovon ich felsenfest ausgegangen bin. Immer, wenn ich zuvor die Kohlenhydrate weggelassen hatte, habe ich dafür die Quittung bekommen. Dieses Mal nicht. Ich weiß ja auch nicht, ob es am Zucker, Fett, an den Ölen oder sonst was liegt, das ich nicht esse. Aber dass keine Kohlenhydrate nicht gleich Migräne bedeutet, das kann ich jetzt wirklich sagen. Und ich glaube auch nicht, dass ich ein absoluter Sonderfall bin, denn meine Migräne verläuft seit Jahrzehnten recht klassisch.

Anna: Ich kenne einige, die sogenannte Eiweißdiäten gemacht hatten, mich eingeschlossen. Sie haben die unterschiedlichsten Namen. Anfangs hatten fast alle Erfolge bezüglich der Migräne, bei manchen hielt die gute Zeit sogar einige Monate an. Die zum Teil grausame Startzeit spare ich jetzt mal aus. Warum das so ist, kann man sich bis heute nicht erklären. Nach und nach kamen die Kopfschmerzen wieder zurück und zwar bei allen (!), wie ich so beobachten konnte. Nun kommen noch die Faktoren Gesundheit und Lebensqualität dazu, letztere ist ja durch den dauernden Verzicht auch ein Thema.

Gesundheitlich ist es der Gau, wenn man so eine Diät auf lange Frist durchziehen möchte. Die Gefahr, einen Herzinfarkt oder Schlaganfall zu erleiden, steigt deutlich an. Man nimmt an, dass der natürliche Reparaturmechanismus innerhalb der Blutgefäße geschwächt wird. Die Arteriosklerose steigt angeblich doppelt so hoch an. In Tierversuchen zeigte sich, dass die kohlenhydratarm ernährten Mäuse um 80 Prozent weniger sogenannte endotheliale Vorläuferzellen gebildet hatten. Dieser Zelltyp ist aber wohl verantwortlich dafür, dass geschädigte Blutgefäße wieder repariert werden. Zusätzlich leiden Leber und vor allem die Nieren erheblich unter dieser proteinreichen Ernährung. Wir zivilisierte Menschen sind nicht ausgerichtet auf diese Art der Ernährung. Der Stoffwechsel der Inuit andererseits ist darauf ausgerichtet, mit diesen hohen Mengen an Fett und Proteinen umgehen zu können, wir nicht.

Liebe Kirsten, ich kenne mich mit Ernährung nicht so wirklich aus, muss ich gestehen. Ich hatte immer schon – allen wechselnden Modediäten zum Trotz – die Einstellung, dass eine abwechslungsreiche Mischkost Körper und Seele am besten gefällt. Dir wünsche ich von ganzem Herzen alles Gute, weiterhin schmerzfreie Zeit und auf dass die Kilos weiter purzeln.

Kirsten: Vielen Dank euch allen für die Däumchen und Kommentare! Mir war schon etwas mulmig, als ich das postete – es ist eben sehr persönlich und auch ein Thema, bei dem ich schnell gereizt reagiere. Toll, dass es hier so respektvoll zugeht!

Ich werde alles weiter wahrheitsgemäß dokumentieren, ich schreibe mir sowieso täglich jeden Happen auf seit Diätstart und bleibe auch dabei. Ich kann das nämlich selbst kaum glauben. Langfristig ist das vielleicht nicht gesund und die Lebensqualität ist eingeschränkt. Es ist auch nicht langfristig angedacht. Sobald man laut Dukan sein Wunschgewicht erreicht hat, geht man in die nächste Phase der Diät, in der die üblichen Nahrungsmittel wieder Einzug in den täglichen Speiseplan erhalten. Und nach dieser Phase dann isst man wiederum lebenslang "normal" – mit dem Dukan-Wissen und einigen Einschränkungen bestenfalls. Keine Ahnung, ob ich das alles so durchhalte, aber es ist bis jetzt ja nicht nur das Gewicht, sondern vor allem die Migräne, die den Verzicht verschmerzbar macht.

Ich selbst freue mich auch nicht zu früh, sondern sehe es so: Jeder weitere Tag ohne Migräne ist ein gewonnener Tag. Dennoch sind viele Ernährungsausführungen von Dukan höchst interessant und wesentlich wertvoller (und wahrer!) als die zig

Ernährungsberater, die mich schon beraten haben. Das alles geht viel mehr auf den Patienten selbst ein als am Thema vorbei. Ich bin schon ziemlich beeindruckt, das muss ich ehrlich sagen.

Jetzt gerade bin ich sehr happy. Meine Blutwerte waren letzten Monat allesamt bestens (übrigens habe ich bessere Nierenwerte als alle, die mein Arzt je zuvor gesehen hat – über 100 Prozent; ein Beweis für nicht-nierenschädigende Triptane!), aber der Harnsäurewert war erhöht. Das ist dann eher nur so mittel (Gicht-Gefahr und Nierenprobleme können daraus resultieren; ist aber ein typischer Low-Carb-Effekt). Eben hab ich die neuen Ergebnisse bekommen: Hurra, sie sind deutlich niedriger geworden!

Das hatte ich vergessen: Fett esse ich ja kaum. Also: magere Fleischsorten und Fisch (natürlich keinen Aal). Öl und Co. gibt es nur ausnahmsweise in homöopathischen Dosen. Komischerweise ist die Lust auf Süßes kaum da. Mir fällt der Brot/Brötchen-Verzicht besonders schwer. Man wird sehr genügsam – habe neulich vor Freude fast geheult, als ich Putenhack für mich entdeckte. Und aus einem Minifitzelchen Pastinake mache ich mir Bratkartoffeln. Hurra, ich bin bekloppt!

Anna: Ich bin mir sicher, dass Du das alles ganz gewissenhaft und auch ehrlich dokumentieren wirst. Ich drücke ganz fest die Daumen dafür, dass es dir gut geht und du zufrieden sein und bleiben kannst.

Lena: 12 kg weniger in 6 Wochen? Respekt, was musst Du vorher gefuttert haben?

Kirsten: Genau das meinte ich eingangs, Lena. Ich wünsche dir ein paar Monate Migräneprophylaxe und Übergewicht, dann würdest du dir solche Kommentare klemmen.

Jolande: Zumal es oftmals nicht die Mengen sind, sondern "das Falsche", das man isst – wie ich aus eigener leidvoller Erfahrung sagen kann ... Mir fehlt leider noch die nötige Disziplin, um den ganzen Süßkram wegzulassen, der mich daran hindert, wieder schlank zu werden.

Zora: Also Kirsten, Hut ab! Ich habe ähnliche Erfahrungen gemacht, 17 kg runter und nur 4 Migränetage in den letzten 2 Monaten! Wahnsinn – ich kann es kaum glauben!

Kirsten: Oh, das wusste ich ja gar nicht! Toll!

Lena: Danke, ich hau die Bremse spätestens bei 5 kg zu viel rein. Geht leichter.

Anna: Lena, irgendwie kriegst du die Kurve nicht.

Kirsten: Mir ist das jetzt langsam zu blöd. Du müsstest mitbekommen, wie verletzend solche Äußerungen sind. Und wenn nicht, würde ich woanders eine Bremse reinhauen.

Simone: Wenn man solche Freunde hat wie Lena ... Da weiß man auch, wo der Spruch: "Besser dick als dumm" herkommt.

Es folgte ein Shitstorm und die gegenseitige Entfreundung zwischen Lena und mir.

Ich bekam haufenweise Nachrichten, dass solche Äußerungen ganz und gar inakzeptabel seien und ich mir nichts daraus machen solle. Doch es verletzte mich, denn ich kannte und schätzte die Person. Eigentlich ist es kein Wunder, dass fast jeder von uns in eine Norm passen möchte, damit einem nicht genau solche Dinge entgegengeschleudert werden. *Du bist doch selbst schuld, was frisst du auch so viel* … So lauten die zumeist unausgesprochenen Gedanken einiger schlanker Personen, die nicht ahnen, was wir durchmachen und wie wir mit Komplexen beladen insgeheim auf genau das Gegenteil hoffen: Zustimmung, Unterstützung und Interesse.

***

Tag 44

Meine Mini-Depression ist vorbei, was auch an der köstlichen Kürbissuppe liegen kann. Ich muss mich sehr beherrschen, nicht den ganzen Topf leerzuessen.

Letzte Nacht hatte ich einen sehr realistischen Traum von einer Riesenportion Eis mit Sahne. Mein langer Löffel bohrte sich in die cremige Masse aus Schokolade, Haselnuss und Vanille und ich leckte mir mit der Zunge genüsslich über die Lippen.

Tag 45

Leichte Zunahme und Migräne im Anmarsch. Ich will versuchen komplett auf meinen Körper zu hören und erledige nur das Nötigste. Schnell die Kinder versorgen, eine kleine Runde mit dem Hund gehen und dann wieder ab ins Bett. Ob ich es ohne Triptan schaffe? Oh Mann, Migräne allein ist schon scheiße, aber gleichzeitig Diät zu halten, ist wirklich sehr hart. Ich esse bereits vormittags für meine Verhältnisse viel: Mikrowellen-Toast, eine ganze Packung Krabben, gekochtes Ei, Räucherlachs, Frischkäse, drei Cornichons.

An Schreiben ist gar nicht zu denken und so daddel ich den ganzen Tag zwischen Bett, Toilette und Küche hin und her. Immerhin benötige ich kein Triptan. Die innere Balance zu halten, meine Nackenschmerzen in den Griff zu bekommen, dem Körper genug Futter zu geben und dabei nicht in Panik zu geraten, dass die Migräne wieder so häufig wie vor der Diät auftritt, ist ein Fulltime-Job.

Tag 46

100,1 Kilo. Die Spannung wächst – ich will endlich ein Uhu sein!

Die Migräne ist noch nicht weg, aber ich habe sie recht gut unter Kontrolle. Das funktioniert nur, weil ich mich komplett darauf einlassen kann. Würde ich jetzt noch im Angestelltenverhältnis sein, hätte ich größere Probleme. So liegt jetzt zwar trotzdem meine Arbeit brach, aber dafür kann ich mich immer wieder hinlegen, mich zwischendurch mal kurz übergeben, dann Putenstreifen mit Gyrosgewürz versehen und grillen und anschließend weitermachen. So ist das Leben als Migräniker und ich hoffe sehr, dass ich auch weiterhin nur wenige Tage im Monat damit zu tun habe, denn das ist ein Klacks für mich. Richtig blöd wird es bei über 15 Schmerztagen im Monat; da bleibt selbst mir das Lachen im Halse stecken.

Immerhin habe ich nun eine super Ausrede, um zur besten Hausfrauenfernsehzeit in die Glotze zu gucken. In „Polettos Kochschule" gibt es etwas, das mein Herz höher schlagen lässt. Es steht fest: Morgen gönne ich mir zum Lachsfilet einen Salat aus Krabben, Radieschen, Lauchzwiebeln, Essig und Öl. Yummie!

Mein Mann findet, dass man am Hintern sieht, dass ich ordentlich abgenommen habe. Darüber freue ich mich sehr, denn auch ich empfinde meine Massen als nicht mehr so ausladend. Langsam fange ich an im Internet nach neuen Klamotten Ausschau zu halten, allerdings bin ich noch sehr unsicher, was die Größe betrifft. Schließlich habe ich keine Ahnung, was ich im Sommer wiegen werde.

***

Ich gewöhne mich nur langsam an mein neues Leben. Obwohl mir klar ist, dass ich das Projekt Abnehmen dieses Mal bis zum Ende durchziehen und auch danach nicht wieder in alte Verhaltensmuster zurückfallen werde, empfinde ich es fast jeden Tag als unglaublich anstrengend. Auf der einen Seite fühle ich mich körperlich fitter, andererseits beansprucht die Ernährungsumstellung nahezu mein gesamtes Denken.

Jeden Morgen wache ich mit einem Bärenhunger auf und stürze mich auf meinen Kaffee. In der Frühe ist die Motivation meistens riesig, denn die Waage macht mir nur selten einen Strich durch die Rechnung. Dukan empfiehlt in seinem Buch, sich täglich zu wiegen, was mir sehr entgegenkommt. Nie werde ich verstehen, wie andere Diätwütige es aushalten können, nur einmal die Woche auf die Waage zu stellen. Mir ist es immer wichtig, die Erfolge, Stagnationen oder Zunahmen sofort vor Augen zu haben – sonst werde ich am Ende der Woche womöglich bitter enttäuscht.

Es ist ein Segen, dass ich von zu Hause aus arbeite und mir meine Arbeitszeit frei einteilen kann. Ob ich in meinem alten Büroalltag so konsequent gewesen wäre, weiß ich nicht. Meine Familie unterstützt und motiviert mich. Nicht, weil sie mich dick nicht mochte, sondern weil alle drei wissen, wie sehr ich unter den Pfunden leide. Und sie sehen, wie gut mir das purzelnde Gewicht tut. Trotzdem koche ich normal für sie weiter, decke den Frühstückstisch, schäle Kartoffeln und hole Käse aus dem Kühlschrank. Schokolade, Brötchen, Sahnesoßen … All die Dinge wurden nicht verbannt. Warum auch? Abnehmen findet im Kopf statt und ich habe nicht weniger Appetit auf Chips, wenn ich sie nicht sehe.

Jeden einzelnen Abend denke ich sehnsuchtsvoll an Graubrot mit Gouda. Ich verzehre mich nach Knabbereien, während ich mir das „Perfekte Dinner" anschaue und pfeife auf Ersatzbefriedigungen in Form von Paprikaschnitzen mit Magerquark. Nee danke, auf solche billigen Tricks bin ich leider noch nie reingefallen. Gemüse und Dips sind lecker, aber dazu gehörten des Weiteren in meinem früheren Leben auch Brotchips oder Ciabatta. Das ist jetzt also unwiderruflich vorbei.

Mein Mann bekommt meine schlechte Laune am Abend besonders stark zu spüren. Er meint es gut, wenn er sagt „Aber es lohnt sich doch" – es kommt allerdings ganz gewaltig darauf an, zu welcher Tageszeit er mir mit solchen Statements helfen will. Während ich um 7 Uhr begeistert nicke, könnte ich ihm um 20 Uhr für Weisheiten dieser Art mit Scheidung drohen.

Der Anfang ist besonders hart, weil der mir sehr fremd erscheint. So viele Diäten habe ich schon hinter mir, aber immer ging es letztendlich um die Kalorien, die ich zu mir nahm. Oft hatte ich mir früher bestimmte Speisen versagt, auf die ich ohnehin keinen allzu großen Wert legte, um später stattdessen Kohlenhydrate oder Zucker zu mir zu nehmen. Dass ich jetzt viele Dinge schlicht gar nicht essen darf, muss erst einmal im Kopf ankommen.

Wieder und wieder lese ich das Dukan-Buch, entdecke immer noch etwas Neues darin und nehme dankbar so manchen Tipp an. Ein Glas Cola Light am Tag rettet mir oft das Leben, denn meine Lust auf Süßes ist besonders nach dem Mittagessen groß. Wie gut, dass ich häufig schon um 11 Uhr zu Mittag essen kann und kein Chef mir deshalb auf die Finger schaut! Ich schnipple, rühre und brutzele meine Mahlzeit, genieße jeden Bissen und verschwinde erst einmal schnell aus der Küche. Eine Stunde später kommt dann das Kochen für die Familie dran – zumindest bin ich zu diesem Zeitpunkt bereits satt.

Abends und am Wochenende übernimmt häufig mein Mann diese Dinge. Außerdem sind unsere Kinder nicht mehr klein und müssen ständig versorgt werden, was ich sehr hilfreich finde. Ich beschließe, dass ich großzügig mit mir sein muss, wenn ich diesen langen Weg schaffen will. Als Selbstständige ist das allerdings gar nicht so leicht. Wenn ich nicht regelmäßig schreibe und veröffentliche, schlägt sich das schnell auf meine Verkaufszahlen nieder. Meinen beruflichen Ehrgeiz für viele Monate herunterzuschrauben, dafür auf Ernährung, Bewegung und vor allem auch auf die Migräne zu achten, ist die schwerste Aufgabe von allen. Häufig muss ich mich selbst ermahnen, um nicht in Panik vor dem Abtauchen in die Versenkung zu geraten und diese mir so wichtige Lebensphase einfach hinter zu mich bringen. Leicht ist es aber nicht. Ich nehme nicht einfach so ab, sondern beschäftige mich konsequent Tag für Tag mit der Diät.

Mein Interesse an Low Carb im Allgemeinen wächst. Ich kann es nicht glauben, dass ich bei all meinen Bitten um Hilfe bei Ärzten und Ernährungsexperten nie darauf hingewiesen wurde, was das Richtige für mich sein könnte. Inzwischen bin ich fest davon überzeugt, dass es unzählige Pechvögel wie mich gibt, die nun mal mit zu viel Brot und Obst dicker und dicker werden, während von Natur aus schlanke Menschen davon ohne Bedenken essen können. Doch in der allseits bekannten Ernährungspyramide wird darauf nicht eingegangen. Jeder Mensch braucht laut den selbsternannten Nahrungsprofis die gleichen Anteile von Obst und Gemüse, Getreideprodukten, Milcherzeugnissen, Fleisch, Fisch und Eiern, Fetten und Süßigkeiten.

Es ist ja gut und schön, wenn das zu vielen Bedürfnissen passen mag. Mich allerdings hat diese Gehirnwäsche fett werden lassen. Meinen Fleischkonsum hatte ich wie so viele in den letzten Jahren runtergefahren. Massentierhaltung, Antibiotika … Igitt! Ich fand und finde das grauenvoll. Frühstückseier gab es am Wochenende, Fisch selbstverständlich freitags. Doch seitdem ich es genau andersherum halte und die tierischen Eiweiße in meiner Ernährung überwiegen, nehme ich endlich ab. Ich finde es skandalös, dass so vielen Menschen nicht geholfen wird, die ernsthafte gesundheitliche Probleme haben, wo doch die Lösung längst bekannt ist. Stattdessen werden Dukan und ähnliche Diäten von vielen Ärzten abgetan. Low Carb-Diäten sind angeblich was für supereitle Hollywoodstars, aber doch nicht für uns aufgeklärte Deutsche! Auch ich glaubte das und ärgere mich nun über verlorene Jahre, in denen ich mich unwohl und fremd im eigenen Körper fühlte.

Tag 47

Kein Trommelwirbel, keine Fanfaren. 99,7 Kilo. Jetzt bin ich ein Uhu. Leise lächelnd feiere ich meinen Sieg über diesen wichtigen Schritt ganz für mich alleine. Ich weiß, dass ich nie wieder über 100 Kilo wiegen werde, es sei denn ich werde schwerkrank oder bin nicht mehr Herr meiner Sinne. Nie wieder will ich so dick sein, nie wieder diesen Kampf führen müssen. Die Dukan-Diät funktioniert, ich sehe es deutlich in digitaler Leuchtschrift zu meinen Füßen.

An der Leipziger Buchmesse im März werde ich aus vielerlei Gründen nicht teilnehmen und auch mein Aussehen spielt dabei eine Rolle. Laut aussprechen würde ich das freilich nicht. Viel zu groß ist die Scham über die Scham. Andere stehen auch zu ihrem Körper – warum kann ich das nicht?

Zur Frankfurter Buchmesse im Oktober sehe ich jedenfalls anders aus, soviel steht fest. Mich motiviert das ungemein und ich ballere mir nach und nach den Terminkalender mit Fixpunkten voll. Einerseits setze ich mich damit ganz schön unter Druck, andererseits lasse ich die Diät so zumindest nicht schleifen. Wenn ich wirklich ein Abnehm-Buch herausbringen möchte, sollte ich nicht aussehen wie ein Walross.

Tag 48

Nachts beschäftigte mich stundenlang die Frage, wie der Titel für dieses Buch lauten könnte. „Ei love Dukan“, „Zweistellig“, „Wie ich 30 Kilo abspeckte“ … So richtig gut finde ich nichts davon und werde das Thema mit meinen lieben Kollegen erörtern.

Tag 49

Wieso bekommen andere Leute eigentlich graue Haare und ich werde braunhaarig? Ich kann meine braunen Haare nicht mehr sehen, denn eigentlich war ich immer blond. Also gehe ich heute zum Frisör und lass mich aufhellen. Fühle mich anschließend viel wohler.

War schon wieder faul wie Rotze und habe keine 500 Wörter geschrieben.

Tag 50

Inzwischen esse ich mengenmäßig nicht mehr so wenig wie zu Beginn und nehme trotzdem ab. Herrlich! Die ersten Gewänder aus der Zeltabteilung stelle ich bei Ebay ein. Ich brauche sie nicht mehr und bin froh, wenn ich nie wieder ein Schild mit der Größe 52 sehen muss. Weg damit!

Tag 51

Meine geliebte rosa KitchenAid bekommt einen Fleischwolf-Aufsatz, damit ich zukünftig Putenhack selbst zubereiten kann. Ja, ich bin verrückt, aber wenn schon, denn schon!

Tag 52

Die Zahl 99 auf der Waage nervt langsam, aber ich trage es mit Fassung. Als etwas belastender empfinde ich die seltenen Gänge zur Toilette. Ob sich das mal irgendwann einpendeln wird?

Für Nils' und Caros Hochzeit habe ich ein komplettes Outfit zusammen, genau wie der Rest der Familie. Zum langen ärmellosen Kleid trage ich einen dünnen Bolero, in dem ich nicht schwitzen werde. Sieht eigentlich gar nicht übel aus, wenn man sich den üppigen Vorbau wegdenkt. Mein Mann meint, dass mein schwindender Bauch auffällt. Allerdings ziehe ich den Bauch ein und trage unterm Kleid den wunderbaren Schlankstützbody, an dem ich besonders den Namen liebe. Er ist eigentlich schon zu groß, aber ich bin zu geizig, nochmal 70 Euro für eine

Konfektionsgröße auszugeben, die ich hoffentlich nur wenige Monate brauche.

Tag 53

Kopfschmerzen, Heißhunger, schlechte Laune. Ich trinke täglich so viel Wasser, dass ich eigentlich eine Prämie der Firma Vittel verdient hätte. Das Wasser rettet mich jeden Abend, wenn meine Stimmung wie immer ins Bodenlose sinkt.

Tag 54

Ich bekomme meine khakifarbene Jacke wieder zu und muss beim Stadtbummel nicht frieren. Fühle mich wesentlich besser, schäme mich nicht mehr so sehr wegen meiner Figur.

Diagnostiziere mir selbst eine schwere Eiersalatsucht.

Tag 55

Gut, dass wir einen Hund haben, der mich Tag für Tag vor die Tür scheucht. Ich latsche, latsche, latsche. Mir kommt es vor, als käme ich nicht mehr so schnell aus der Puste. Stück für Stück erweitere ich die Gassi-Runden und verhalte mich wie eine 80jährige Reha-Patientin. Mein Gott, wieso habe ich mich nur all die Jahre so gehenlassen?

Tag 56

Zu arbeiten fällt mir schwer. Ehrlich gesagt ist es mir kaum möglich. Das Projekt Dukan ist eine richtige Lebensaufgabe für mich. Nach und nach gestehe ich mir ein, dass ich ein ernsthaftes Problem habe. Ich kann dieses Problem nicht einfach nebenbei bewältigen, sondern brauche dafür genau die Zeit und Kraft, die ich normalerweise fürs Schreiben aufwende. Ich habe den Willen, das durchzuziehen und endlich mein seit Jahren ersehntes Traumgewicht und damit Selbstbewusstsein, Fitness und ein besseres Körpergefühl zu erreichen.

Diese Erkenntnis ist brutal. Ich bin essgestört. Habe ich das zuvor jemals von mir behauptet? Ich glaube nicht. Es klingt nach Klinik, Ärzten und Psychologen – nicht nach mir, der aufgeklärten und selbstbewussten Kirsten. Nun therapiere ich mich ganz alleine zu Hause mit Hilfe des Dukan-Buchs, einiger Internetforen und meiner Diät-Freunde. Vielleicht gelingt es mir in den nächsten Monaten zu akzeptieren, dass ich nicht alles gleichzeitig schaffen kann: Abnehmen, Arbeit, Familie, Migräne in Schach halten. Bis zum Jahresende will ich mit der zweiten Phase der Diät durch sein. Ein konkretes Ziel habe ich mir bewusst nicht gesetzt, denn ich befürchte, dass ich irgendwann nur noch sehr langsam abnehmen werde. Mir ist alles recht, wenn ich nur unter 90 Kilo komme – jedes weitere Kilo ist dann ein Geschenk, aber nicht das Maß aller Dinge. Wann das sein wird, wird sich zeigen. Zumindest damit mache ich mir keinen Stress.

Tag 57

Heute ist unser 19. Hochzeitstag, aber mein Mann kommt erst spätabends von einer Messe heim. Für morgen backe ich zwei Kuchen, was mir nicht schwerfällt. Überhaupt stellt das Kochen und Backen für meine Familie ein eher untergeordnetes Problem dar. Schwierig ist und bleibt das Abendessen – der gemütliche Abendbrottisch gehört der Vergangenheit an, aber den Kindern ist es sowieso piepenhagen und sie genießen ihre mampfende Ruhe vorm PC.

97,9 Kilo und jetzt merke ich es definitiv. 15 Kilo sind weg, mir passen sehr viele Klamotten wieder. Ich fühle mich schon jetzt wie ein neuer, alter Mensch. Meine schwarze Stretchhose und all die alten Blusen in Größe 48 passen wieder. Zwar mag ich nichts mehr davon leiden, aber darum geht es nicht. Es ist einfach ein gutes Gefühl.

Mit diesem Hochzeitstag bekommt mein Mann wieder einen Teil der Frau zurück, die er geheiratet hat. Damals wog ich 63 Kilo. Darauf mein neues Leibgericht: Hähnchenkassler, Spiegelei und Zwiebeln.

Tag 58

Mein 44. Geburtstag – Grund genug für den ersten richtigen Restaurantbesuch seit Diät-Beginn, und siehe da: Es tut gar nicht weh. Ganz im Gegenteil schmeckt mir die Abwechslung gut. Vorsichtshalber bestelle ich ein Putensteak mit gemischtem Salat ohne Dressing mit dem dezenten Hinweis auf „kein Fett, keine Stärke, bitte, danke", aber auf dem Fleisch pappt trotzdem ein großes Stück Kräuterbutter. Na ja, das kratze ich eben sorgfältig ab. Ich war lange nicht mehr so satt und verkrafte es erstaunlich lässig, die Brotbeilage nicht anzurühren.

Tag 59

Das neue Lebensjahr fängt wirklich klasse an: Migräne vom Feinsten, für die ich ein Triptan benötige. Mist!

Tag 60

97,0 – genau 16 Kilo in genau 2 Monaten, unglaublich! Die Migräne ist rückläufig, aber ich muss mich sehr konzentrieren, um nicht den Essgelüsten nachzugehen. Schon wieder kann ich nicht arbeiten und gerate langsam in Panik, weil ich den „(H)Uhu"-Nachfolger schreiben sollte.

Tag 61

Zum nachträglichen Geburtstags-Frühstück bekomme ich Besuch von einigen Freundinnen. Der Tisch ist mit lecker Fressalien vollgepackt und alles futtert genüsslich vor sich hin. Ich esse nur Ei, Krabben und Lachs, aber in Gesellschaft fällt mir das ohnehin nicht schwer. Ich bin ein Alleine-Esser, schon immer gewesen. Zwar gefallen mir Geselligkeit und gemeinsame Speisen sehr gut, aber ich bin vor lauter Quatschen so abgelenkt, dass ich gar nicht groß ans Essen denke. Möglicherweise hat sich in meinem Kopf auch festgesetzt, dass Dicke lieber nicht den Teller vollladen sollten, weil dann jeder sieht, warum sie dick sind – man weiß es nicht, aber ich glaube, dass dies nicht der Grund ist.

Als gegen 17 Uhr die letzten Frauen verschwunden sind und ich all die Lebensmittel im Kühlschrank verstaue, sieht es mit der Leichtigkeit schon anders aus. Wie gerne würde ich mir jetzt ein Brötchen mit Fleischsalat genehmigen, von der Salami abbeißen und den Camembert probieren! Schnell aus den Augen mit den Köstlichkeiten und an etwas anderes denken …

Zum Beispiel daran: Mir passt meine pinkfarbene Bluse von H&M wieder, die ich früher häufig im Büro trug. Ich fühle mich viel, viel besser. Mein Mann sieht den Unterschied genauso stark wie ich, doch meine Gäste offenbar nicht. Die Reaktionen sind eher verhalten. Als ich mich erstmals oute und gestehe, dass ich glücklich über Größe 48 bin, erschrecken mich die erstaunten Gesichter meiner Freundinnen. Was sie denken, erschließt sich mir nicht wirklich. Ich weiß, dass sie mir alle den Abnehm-Erfolg wünschen. Aber was ist es, das sie so entgeistert gucken lässt? Sehe ich noch überhaupt nicht schlanker aus? Gibt es mit dieser Konfektionsgröße weiß Gott keinen Grund zur Freude? Fragen sie sich, was ich denn um Himmels Willen zuvor getragen habe?

Tag 62

„In der Spargelzeit esse ich fast jeden Tag Spargel mit neuen Kartoffeln, Schinken und Sauce Hollandaise. Das machen in Nienburg alle so." Ich dachte vor 20 Jahren, als ich zu meinem Mann nach Nienburg zog, dass er nicht alle Tassen im Schrank hat. Niemand könne so bekloppt sein, täglich Spargel zu essen. Aber ich wurde eines Besseren belehrt – oder bin längst selbst bekloppt.

Heute gibt es bei uns den ersten Spargel der Saison und ich genieße ihn anders, aber nicht weniger gut: Mit Lachs, Quark und Gurken. Im Dukan-Buch steht geschrieben, dass Spargel einen recht hohen Stärkegehalt hat. Aus diesem Grund genehmige ich mir nur wenige Stangen und werde im Laufe der Wochen mal schauen, wie sich das bei mir gewichtstechnisch äußert. Eigentlich entwässert Spargel doch.

Der Eier- und Putenbeauftragte dreht wie so oft ein Kilo Pute durch den Fleischwolf. Sodann verarbeite ich die Masse zu kleinen Frikadellen, die zur Hälfte in den Folgetagen gefuttert und zur anderen Hälfte tiefgekühlt werden. Wenn mein Mann mit seiner ersten Aufgabe fertig ist, muss er sich um das Kochen der Eier kümmern. Ich will schließlich nicht verhungern.

Tag 63

Schon wieder 97,0 Kilo. Seit Tagen hänge ich auf dieser Zahl fest, langsam nervt es. Immerhin freunde ich mich mit dem Gedanken an, dass meine Zukunft Dukan und Low Carb heißt. Im Internet finde ich einen schönen Online-Shop mit vielen Produkten, auf die ich mich jetzt schon freue. Es ist gut und schön, dass man alles selbst herstellen kann, aber ich stehe schon jetzt viel zu viel in der Küche und komme nicht zu meiner eigentlichen Arbeit.

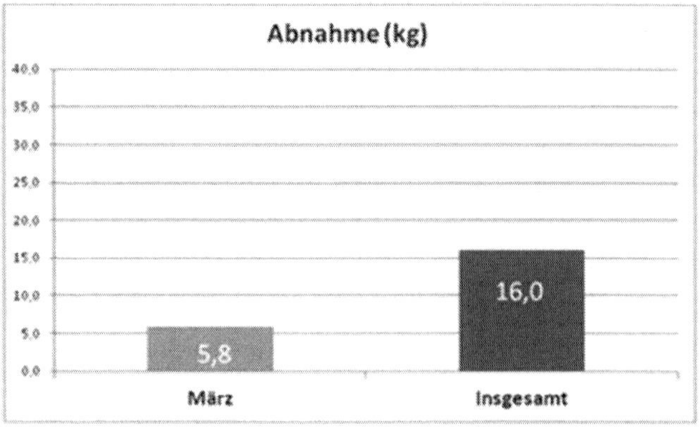
Abnahme (kg)
40,0
35,0
30,0
25,0
20,0
15,0
10,0
5,0
0,0
5,8
16,0
März
Insgesamt

4
April

Tag 64

Kein April-Scherz: Schon wieder 97 Kilo. Nun treibe ich endlich Sport wie eine Verrückte, aber es bringt überhaupt nichts. Andere würden lachen über das, was ich Sport nenne, aber für mich ist es viel. Gestern habe ich zwei halbe große Hunde-Runden gedreht und bin noch nicht mal dabei zusammengebrochen. Außerdem habe ich gehungert – und ich weiß, was jetzt kommt: Hungern ist falsch, weil dann der Körper den Nothaushalt rausholt. Sport ist gut, weil ich an Muskeln zugelegt habe, die bekanntlich etwas wiegen. Ja, ja. Ich will trotzdem abnehmen. Außerdem tut mein Knie weh von der ganzen blöden Bewegung. In meinem nächsten Leben werde ich Eremit auf einer einsamen Insel. Meine einzigen Gefährten werden Fernseher, Laptop und Telefon sein, damit ich den Pizzaservice anrufen kann.

Vor lauter Selbstmitleid und Frust kommen mir erstmalig die Tränen. Nach einer kurzen, aber heftigen Heulattacke geht es mir besser. Das wäre doch gelacht, wenn ich nicht unter die magische 90-Kilo-Grenze komme! Ab 89 sehe ich wieder aus wie ein normaler Mensch, ich erinnere mich dunkel daran.

Tag 65

Endlich abgenommen – das wurde auch Zeit. Sofort ist meine Laune wieder super. Wie kann man nur so emotional sein? Ich geniere mich ein bisschen vor mir selbst. Wenn mein Mann mich während der Diät nicht verlässt, kann ich von Glück reden, denn ich würde jetzt wirklich nicht gerne mit mir selbst zusammenleben.

Ich buche ein Hotelzimmer für die Frankfurter Buchmesse. Bis dahin muss noch viel Gewicht runter, aber eigentlich auch schon bis zum Autorenstammtisch in Berlin im Juni. Und noch eigentlicher für ein Wein-Wochenende am Rhein im Juli. Ojemine, hoffentlich schaffe ich das! Es werden bestimmt Fotos gemacht und ich möchte mein Fernsehtrauma bitte nicht wiederholt wissen.

Das hochwertige Eiweiß kommt mir bald zu den Ohren raus, aber es bringt eindeutig was. Meine Hose wird an den Beinen und am Hintern immer weiter, am Bauch nicht so sehr.

Tag 66

Bevor wir zu Nils' und Caros Hochzeit aufbrechen, poste ich ein albernes Duckface-Selfie auf Facebook, auf dem ich nun wirklich nicht gut aussehe – aber alle Welt ist begeistert und schreibt, dass man die Abnahme total im Gesicht sieht! Huch!

Ich fühle mich in Kleid und Bolero nicht wirklich schön, aber relativ unauffällig. Meine Schwiegereltern sehen das ganz anders und überschütten mich mit Lob, als sie mich so aufgebrezelt sehen. Ich weiß wieder mal nicht, was ich fühlen soll. Sah ich echt so schlimm aus? Die Antwort kenne ich selbst.

Die Hochzeit stellt eine Herausforderung für mich dar. Hoffentlich komme ich mit dem Essen klar! Ich zermartere mir seit Tagen den Kopf, wann und wie ich „nein" sagen werde zu Vorspeise, Dessert und Hochzeitstorte, aber dann wird alles ganz einfach, denn es wird bis auf gegrilltes Fleisch nichts am Tisch serviert. Sämtliche andere Speisen sind als Buffet aufgebaut und ich kann in Ruhe nach Dukan leben. Natürlich hätte ich trotzdem lieber Nudelsalat, Tomate

Mozzarella und Tsatsiki genommen, aber Grill-Gemüse und diverse Blattsalate ohne Dressing tun's auch.

Leider pustet eine überdimensionale Heizröhre über uns direkt auf meinen Schädel, sodass die Feier in der nett umgebauten Scheune zum Desaster für mich wird: Ich bekomme Migräne.

Tag 67

Online-Shops für große Größen sind nett. Klamotten, die dort mit 48 ausgezeichnet sind, fallen in normalen Läden ein bis zwei Nummern größer aus. Weil ich zu geizig bin, mir ständig nagelneue Sachen zu kaufen, die ich (hoffentlich) nur kurze Zeit tragen kann, surfe ich stundenlang auf der Suche nach gebrauchter Markenkleidung auf Ebay herum. Tja, dumm gelaufen, ich muss erkennen, dass Oberteile in 46/48 nur bei Ulla Popken passen, nicht aber bei Marina Rinaldi und Promiss. Allerdings nehme ich sagenhaft an den Beinen ab – wie kommt das denn? Eigentlich habe ich meine Beine längst abgeschrieben und messe ihnen seit Jahren keinerlei Bedeutung mehr bei. Die Knie zu kaputt, der Knöchel nach einem falsch behandelten Beinbruch zu geschwollen und überhaupt alles viel zu schwabbelig … Und auf einmal benötige ich erstmalig im Leben unten eine Nummer kleiner als oben! Ob das vom Eiweiß kommt? Seltsam, aber gut!

Tag 68

Schade, dass die Spargelzeit irgendwann wieder endet. Ich esse inzwischen viel mehr Stangen als zu Beginn und pinkle wie ein Weltmeister.

Insgesamt fühle ich mich etwas zittrig. Ich trete wieder in die Hungerfalle, nehme meine letzte Mahlzeit des Tages oft schon um 16 Uhr ein. Das ist falsch, ich weiß, aber ich liebe es, dass ich fast 18 Kilo runter habe!

Wenn ich erst einmal unter 90 Kilo wiege, werde ich nicht mehr so verrückt sein, ich schwöre!

Tag 69

Was würde ich nur ohne Optiwell-Joghurts machen? Ich bin verrückt nach diesen kleinen Dingern, von denen ich mir alle zwei Tage eines gönne. Natürlich könnte ich mir Joghurt mit Aroma selbst herstellen und damit böse Zusatzstoffe sparen, aber ich will nicht päpstlicher als der Papst sein.

Jeder Toilettengang ist inzwischen eine Party wert. Das klappt bei mir leider nur noch zwei- oder dreimal die Woche. Bei Abnehmen und Party fällt mir noch etwas sehr viel Besseres ein. Vor vielen Jahren gab es im Fernsehen eine großartige Doku-Soap mit fünf abnehmwütigen Frauen aus Essen namens „Abnehmen in Essen". Diese Serie habe ich genau wie viele andere Zuschauer mit großer Begeisterung gesehen. Die Frauen waren so herrlich unverstellt und ehrlich in ihren Gefühlen. Einige von ihnen waren dick attraktiver als dünn, aber sie quälten sich genauso, wie ich es von mir selbst kenne. Nur übergewichtige Frauen können nachempfinden, welch Höllenqualen man über sich ergehen lässt, um in Klamotten von der Stange zu passen. Oder um eine Schlüsselbein-Party zu veranstalten. Genau das hatte eine der Protagonistinnen nämlich vor, wenn man endlich wieder ihr Schlüsselbein erspähen sollte. Schlanke Frauen wissen gar nicht, wie gut sie es mit ihren sichtbaren Schlüsselbeinen haben.

Tag 70

Neuer Blutabzapftermin beim Hausarzt und eine sensationelle Nachricht: Ich soll mein Blutdruckmittel absetzen! Ich kann es kaum fassen! Das ist doch mal ein echter Gewinn – ich bin sehr happy, dass ich diese

Pillen, die mich irgendwie zu einer alten Oma machten, in die Tonne treten kann.

Im Internet habe ich von Purinblockern gehört, die einige Dukaner vom Arzt bekommen, wenn der Harnsäurewert aufgrund der hohen Eiweißzufuhr zu hoch sein sollte. Das Problem wäre ohnehin nur temporär und besser einige Monate Purinblocker zu schlucken, als ein Leben lang adipös zu sein. Ich frage meinen Doc, ob ich die Dinger im Fall der Fälle auch von ihm verordnet bekäme, aber er lehnt ab.

Immerhin konnte ich die erste Röhrenjeans seit meiner Jugend ausführen. Dass ich aber in der Arztpraxis mal ein Lob zu hören bekomme, darauf kann ich wohl lange warten. Sollte ich eines Tages Diät-Beraterin sein, werde ich meine Probanden nur so mit verbaler Zuwendung überschütten!

***

Ich schreibe alles genauso auf, wie ich es wirklich erlebt habe und erlebe. Dass ich ausgerechnet mit der Dukan-Diät zu einem angenehmen Lebensgefühl zurückgefunden habe, mag logische Schlussfolgerung oder schlicht Zufall sein. Für mich ist die Dukan-Diät einfach perfekt und ich halte sie für sehr gut geeignet, wenn eine leichter durchzuführende Diät wie zum Beispiel mit den Weight Watchers nicht greift. Früher habe ich mit den Weight Watchers toll abgenommen, aber heute funktioniert das nicht mehr – doch ich habe gute Freunde, die damit glücklich sind. Wie dem auch sei: Jede Diät oder Ernährungsumstellung bedeutet Verzicht und viel Willenskraft. Dukan bedeutet noch einen Ticken mehr, aber klappt dafür auch bei echten Problemfällen; davon bin ich fest überzeugt.

Einige Freunde habe ich bereits dukanisiert und die Erfahrung gemacht, dass jeder unterschiedlich mit der Diät umgeht. Auch in Foren und Gruppen bekommt man das immer wieder mit. Während ich mich penibel an die Vorgaben halte und eher etwas zu wenig esse, hauen andere Dukaner von früh bis spät rein. Manche schwören auf besonders viel Quark, andere stehen auf Fisch am Abend und wieder andere gestatten sich regelmäßig sogenannte tolerierte Produkte. Jeder muss dies letztendlich für sich selbst entscheiden und sieht auch recht schnell, was bei ihm funktioniert und was nicht.

Ich wusste von Anfang an: Dies ist meine allerletzte Diät. Wenn Dukan nicht klappt, so sagte ich mir, dann gebe ich es endgültig auf und werde mich mit meinem Übergewicht aussöhnen. Vielleicht gelingt es mir deshalb so gut eisern zu sein und überhaupt nicht zu sündigen. Mir war nach dem erstmaligen Lesen des Ratgebers klar, dass ich es nur schaffen kann, wenn ich mich komplett an die Regeln halte – ansonsten hätte ich später immer das Gefühl gehabt, es nicht richtig versucht zu haben. Außerdem nahm ich mir vor, dass ich im Fall der Abnahme dauerhaft bei dieser Ernährungsform bleiben werde, immer unter der Voraussetzung, dass ich nicht einen Migräneanfall nach dem nächsten habe. Dieses „Alles oder Nichts-Gefühl" hilft mir, auch die schwierigen Phasen durchzustehen, an den Abenden mit schlechter Laune und Wahnphantasien von riesigen Eisbechern mit Haselnüssen und Sahne stark zu bleiben und nicht aufzugeben. Doch, ja, man kann sagen, dass ich Pierre Dukan verfallen bin – und dabei ist er ein Franzose …

Dass ausgerechnet ich mit einer Diät glücklich werde, die aus Frankreich kommt, war nämlich wirklich nicht zu erwarten. Vielleicht liegt es an Herrn Bachmann, dass man mich nicht gerade als frankophil bezeichnen kann. Herr Bachmann war mein erster Französischlehrer auf dem Gymnasium. Zu Beginn einer jeden Franz-Stunde mussten wir uns von den Plätzen erheben und die französische Nationalhymne singen, während der Monsieur zur Tafel schritt. Ich glaube kaum, dass es irgendeinen ehemaligen Klassenkameraden gibt, der die Marseillaise nicht bis heute in- und auswendig trällern kann.

Auch wenn Herr Bachmann kein Franzose war, betonte er regelmäßig, dass er gerne einer geworden wäre. Das ging mir komplett anders. Ich hätte besser Latein wählen sollen. Obwohl ich mehrfach schöne Urlaube in Frankreich verbracht habe, in denen mir sogar mein mieses Schul-Französisch stets gute Dienste erwies, ist mir diese Nation ein Rätsel. Staunend betrachtete ich im letzten Sommerurlaub die zierlichen, dunkelhaarigen Pariserinnen und kam mir neben ihnen wie ein norddeutsches Schlachtschiff vor. Wie machen die das nur? Ständig essen sie Baguette und Käse und tragen doch höchstens Größe 36. In den vollbesetzten Stadtbussen stehen sie auf atemberaubenden High Heels und in teuren Kleidchen mitten im Gemenge herum und versprühen eine Nonchalance, dass es einem die Sprache verschlägt.

Vielleicht haben sie alle das Dukan-Buch gelesen, aber vermutlich sind auch ihre Gene etwas gnädiger gestimmt als meine. Wie dem auch sei: Frankreich, du hast mich wieder!

Tag 71

Hähnchen ohne Haut schmeckt immer noch nur so mittel. Eigentlich so gar nicht. Wenn ich wenigstens Ketchup und Pommes dazu haben könnte, aber nein. Ich tu mir leid.

Weil es heute sehr kalt draußen ist, musste ich mir seit längerer Zeit mal wieder meine Winterjacke anziehen – sie ist viel zu groß! Hach, was freue ich mich auf den nächsten Winter, wenn ich mir eine neue Outdoorjacke leisten werde, die nicht aus der Zeltabteilung stammt! Ich könnte sowieso nur noch shoppen, shoppen, shoppen!

Manchmal geht mir der Wechsel der Diät-Tage auf die Nerven, weil ich häufig nicht gegen das Gemüse und die Rohkost im Kühlschrank ankomme und die guten Sachen verkommen. Wenn ich den Wechsel 1/1 (ein Tag PP, ein Tag PG) vollziehe, geht es nicht anders, als dass mir so manche Gurke vergammelt. Dabei kaufe ich aus genau diesem Grund längst nur noch Mini-Gurken. Ich belese mich mal wieder im Dukan-Buch, aber komme zu keinem endgültigen Ergebnis, ob ich vielleicht auf einen 5/5 Wechsel umschwenke. Besonders schwer würde mir das nicht mehr fallen, weil ich mich an die reinen Proteintage gewöhne. Allerdings würde mir die Zunahme an den PG-Tagen nicht gefallen. Hm. Die Entscheidung wird vertagt.

Sehr erfreuliche News vom Hausarzt: Mein Harnsäurewert, der ursprünglich bei 13 und später bei 9 lag, liegt jetzt nur noch bei 7. Super!

Tag 72

Fühle mich aufgebläht, habe Kopfschmerzen und bekomme nachträglichen Geburtstagsbesuch von einer Freundin. Eigentlich würde ich viel lieber ins Bett gehen. Oder besser noch aufs Klo. Beides geht nicht, also bringe ich den Tag irgendwie hinter mich.

Tag 73

Ich nehme täglich etwas zu und fühle mich hundeelend. Die Migräne ist nicht das Schlimmste – viel schlimmer ist die Angst, dass es das war mit meiner Diät. Ich bin doch noch längst nicht fertig, verdammt!

Mühsam quäle ich mich durch die üblichen Spazierwege, aber ich muss immer wieder umkehren. Wenn das so weitergeht, muss ich wohl mal zum Arzt gehen.

Tag 74

Migräne, zwei Triptane. Bin ziemlich gefrustet.

Tag 75

Langsam schwindende Migräne. Werde wieder optimistischer und schimpfe mich selbst aus: Wer fast 18 Kilo abgespeckt hat, sollte sich freuen und nicht rumjammern, wenn die Abnahme mal ein bisschen stagniert.

Um mich zu motivieren, gehe ich meiner neuen Lieblingsfreizeitbeschäftigung nach: Kleiderschrank ausmisten. Auf den einen Stapel kommen die Sachen, die wieder passen. Der andere Stapel besteht aus den zu verkaufenden Klamotten – und der wächst und wächst.

Endlich klappt es mit der Verdauung. Zeitgleich, wie so oft, ist die Migräne weg. Ich habe nahezu unerträglichen Heißhunger auf Erdnussflips, obwohl ich diese früher nur selten gegessen habe. Aber jetzt würde ich schrecklich gerne eine Tüte aufreißen und mir die salzigen Würmer in den Rachen werfen. Habe ich schon erwähnt, dass Migräne in Kombination mit dieser Diät die reinste Folter ist?

Tag 76

Brennnesseltee entwässert angeblich, also besorge ich mir das Zeug und werde zum Öko. Von mir aus. O-Saft wäre auch ganz nett, aber nein, ich bleibe standhaft. Weil ich es schaffen will und weil ich bis zur Buchmesse 85 Kilo wiegen will – das kann doch nicht so schwer sein!

Ratlosigkeit macht sich breit. Warum nehme ich nicht ab? Ich habe weiß Gott noch genug Speck übrig, den mein Körper zur Verfügung stellen könnte. Was ist, wenn ich weiter zunehme? Weiter Migräne habe?

Das Einzige, was mir noch einfällt, ist richtig viel Sport zu treiben. Aber welchen Sport soll ich denn machen, ohne in wenigen Tagen wieder kaputte Knie zu haben? Die Wii Fit könnte ich vielleicht benutzen, diesen doofen Tanzkram. Ob ich davon abnehme? Übers Essen scheint nichts mehr zu gehen. Wie soll das alles überhaupt langfristig werden? Ich bin frustriert.

Tag 77

Auf meinem Hometrainer krieg ich fast die Krise. Ich mag das einfach nicht. Jammer, jammer. Sport ist Mord! Nach einer Viertelstunde auf dem Rad würde ich mich am liebsten zur Seite fallen lassen, so kaputt bin ich.

Trotzdem werde ich insgesamt fitter, das merke ich zwar nicht auf dem Foltergerät, aber an der Tatsache, dass meine Gassirunden immer größer ausfallen. Eigentlich marschiere ich den halben Tag durch die Botanik. Herr Dukan ist mein bester Freund, denn er schreibt in seinem Buch schließlich auch, dass Gehen genau das Richtige für uns Dickerchen ist. Man solle das Gehen nicht unterschätzen und es einfach immer nur täglich tun. Mach ich ja! Ich werde immer schneller und ausdauernder, Chef! Ich fände es trotzdem ganz dufte, wenn sich das auch mal auf der Waage zeigen würde!

Tag 78

Die lilafarbene Bluse aus Bürozeiten passt mir wieder, das ist ja klasse! Ich zwänge mich in Schlankstützbody und Röhrenjeans und gehe mit meinem Mann zum Italiener in die Stadt. Köstlich, diese gegrillten Scampis! Essen macht glücklich, so ist das nun mal. Kate Moss findet ja, dass nichts so gut schmecken kann, wie sich ein schlanker Körper anfühlt, aber ich bin da etwas skeptisch. Ist dauerhafter Verzicht auf leckeres Essen der Preis für das weibliche Schönheitsideal?

Verzichten werde ich definitiv zukünftig aufs Radfahren, denn mein Schrottknie tut weh. Kenn ich schon, ist nichts Neues, aber das war es jetzt endgültig mit mir und dem Hometrainer. Das Ding muss weg!

Tag 79

Endlich tut sich was: 94,5 Kilo. Bin vorsichtig optimistisch. Ich klinge wie eine Gestörte, aber ich habe einfach unfassbare Angst davor, dass ich nicht weiter abnehmen könnte.

Dass ich den halben Tag in der Küche stehe, um Salate und Desserts für einen morgigen Grillbesuch vorzubereiten, fällt mir nicht schwer. Es ist höchstens etwas nervig, dass ich nichts abschmecken kann. Wer mir beim Nudelkochen zusieht, hält mich vermutlich für meschugge. Um den Gartest durchzuführen, beiße ich nur kurz von der Nudel ab und spucke sie anschließend sofort in den Ausguss. Bloß keine Kalorien oder Kohlenhydrate. Hilfe!

Mein Mann ist ziemlich begeistert von meinem Aussehen und überschüttet mich mit Komplimenten und Lob. Wenn ich ihn nicht hätte, wäre das alles noch viel schwerer. Trotzdem bin ich bockig und hadere mit mir. Es ist so anstrengend! In solchen Momenten mag ich mich selber nicht.

Tag 80

Das Gute an Diäten ist ja, dass man darüber mit jeder Frau auf der Welt bis zum Erbrechen sprechen kann. Ich kenne einfach niemanden Weibliches, den das Thema „Gewicht“ kaltlässt. So ist es auch mit unseren ehemaligen Nachbarn, die sich über meine vermutlich leckeren Salate hermachen. Es ist schön mit ihnen und ich muss mich nicht rechtfertigen, weil Sabine kürzlich selbst sehr viel abgenommen hat.

Wie so viele sagt auch sie, dass sie meine Diät niemals durchhalten würde, dafür sei das Programm viel zu hart. Ich finde es auch sehr hart, aber welche Alternative habe ich? Keine. Ich muss und will da durch. Bei mit Frischkäse gefüllten Champignons, gegrillter Paprika und dem gefühlt tausendsten Stück Pute beschließe ich, dass ich bei unserem nächsten Treffen auch so aussehen will wie Sabine. Wir haben uns schlank kennengelernt, wurden dann beide dick und mitten in den Wechseljahren finden wir zur alten Form zurück. Man wird ja mal träumen dürfen.

Tag 81

Ich werde immer gieriger auf die 89. Diese Zahl ist ein viel wichtigerer Schritt für mich als die 99, denn ich kann mich gut daran erinnern, wie ich irgendwann den Gang auf die Waage komplett vermied. Das Elend nahm ab dem 90. Kilo seinen Lauf – und dann wurde es Schritt für Schritt, Jahr für Jahr immer etwas mehr. Nein, danke! Nie wieder!

Tag 82 Ostersonntag

Dies ist bestimmt das erste Ostern meines Lebens, an dem ich keinem Osterhasen die Ohren abbeiße. Wie traurig! Ich liebe Schokoladenosterhasen, Nougateier und Osterlämmer. Weil es meine Familie nicht stört, backe ich heute nichts – besser ist das für meine Nerven und vermutlich auch für die Nerven meiner Lieben. Ostern ohne einen eigenen Schmunzelhasen ist wie eine Show bei den Chippendales: Nur anschauen, nicht anfassen.

Klüger ist, ich geh mal wieder laufen. Laufen, immer weiter, schön weit weg vom Vorratsschrank und all den Versuchungen. Dieser Weg wird kein leichter sein.

In meinem Kopf hämmert es während meiner unzähligen Spaziergänge unaufhörlich: 89, 89, 89 …

Tag 83

Mein Mikrowellentoast am Morgen ist jedes Mal ein Quell der Freude. Wahnsinn, wie man sich doch verändern kann, denn ich mag das Zeug inzwischen richtig gerne. Man darf mich nur beim Verrühren der Zutaten nicht stören, denn der Hunger ist schier unmenschlich. Ob mein Mann das in diesem Leben noch lernt, ist fraglich. Er soll mich halt einfach in Ruhe lassen, wenn ich kurz vorm Essen bin. Das kommt schließlich nur noch selten vor, da wird das doch zu schaffen sein!

Tag 84

Bin im Lauf-Fieber. Den Hund freut es, meine Beine auch. Sie müssen nicht mehr so viel schleppen und kommen mir irgendwie leichtgängiger vor. Das ist herrlich!

Als eine Lieferung neuer Hosen eintrifft, bin ich völlig baff: Ich habe alles viel zu groß bestellt! Nichts passt, ich brauche mindestens eine Konfektionsgröße kleiner. Wieder und wieder halte ich die Hosen in die Höhe und betrachte sie. Es ist doch noch gar nicht lange her, da wäre dieser Umfang viel zu klein für mich gewesen. Jetzt ist er zu groß. Es kommt mir immer noch wie ein schöner Traum vor.

Tag 85

Die Osterferien sind endlich vorbei. Zwar sehne ich jeden Ferienbeginn herbei und mit ihm die Aussicht auf Ausschlafen, ausbleibenden Schulstress, gechillte Teenager und weniger benötigte Nahrungszubereitung für die Schutzbefohlenen. Doch bereits nach einer halben Woche frage ich mich, wie ich so dumm sein konnte mich darauf zu freuen. Es verschiebt sich einfach alles nur nach hinten und am Ende des Tages bleibt ja doch alles an mir hängen. Jetzt habe ich endlich wieder meine Ruhe und kann mir Gedanken darüber machen, was ich essen soll.

Tag 86

Wenn ein Restaurantbesuch oder anderweitige Einladungen anstehen, tausche ich PP- und PG-Tage. So auch heute, denn morgen hat meine Schwiegermutter Geburtstag.

Mir wird bewusst, dass ich seit einem Vierteljahr nichts Ordentliches mehr gegessen habe. „Was Ordentliches essen" – das sagt man doch so. Darunter verstand ich Käsebrot und Obstsalat, Kotelett mit Kartoffelstampf, Prinzenrolle und Kakao. Ich benötigte diese Dinge, um ein zufriedener und gesunder Mensch zu sein. Dachte ich. Jetzt ernähre ich mich komplett anders und bin gesünder und fitter denn je. In meinem Kopf ist die Erkenntnis angekommen, dass ich mein ganzes Leben lang falsch programmiert war. Angeblich „ordentliche" Lebensmittel machten mich dick und krank. Doch bei meinem Gefühl liegt noch einiges im Argen. Es fehlen die Zufriedenheit und das innere Gleichgewicht, wenn ich mir Magerquark und Rindersteak einverleibe. So sieht also mein weiteres

Leben aus. Das ist ein immer noch befremdlicher Gedanke, den ich mehr aus Vernunft denn aus vollem Herzen zulasse. Ich will unbedingt daran arbeiten, die Dukan-Diät nicht nur als Abnehmprogramm, sondern als dauerhafte Ernährungsumstellung zu akzeptieren. Selbst, wenn ich kaum ein Wort mehr hasse als Ernährungsumstellung, denn jeder Klugscheißer meint, dass hierin der Schlüssel des Erfolgs liegt. Ich finde, es kommt doch ganz gewaltig darauf an, um welche Art von Ernährungsumstellung es sich dabei handelt – all meine vorangegangenen Umstellungen haben jedenfalls überhaupt nichts gebracht.

Tag 87

Jetzt habe ich etwas Ordentliches gegessen! Das Restaurant-Geburtstagsessen schmeckte so was von köstlich, dass ich vor Zufriedenheit glucksen könnte. Seit Beginn der Diät war ich nicht mehr so satt und glücklich. Ich hatte einen normal großen Teller voll mit Salat, Crevetten, Lachs, Hähnchenbrust und Pilzen. Das Brot und die Soße dazu habe ich natürlich nicht angerührt, aber ich bin trotzdem pappsatt geworden. In dieses Lokal müssen wir unbedingt bald wieder fahren.

Tag 88

Ich spreche mit einigen erfahrenen Autoren-Kollegen über den Namen des Buches, den ich bisher mit „Zweistellig“ betitele. Es stellt sich jedoch heraus, dass niemand den Namen versteht. Vielmehr war sogar ein Kollege dabei, der meinte, dass doch jede Frau zweistellig sei und wo denn da der Sinn des Titels läge … Mist, die Gedanken gehen in eine völlig falsche Richtung und ich muss mein Baby wohl anders taufen.

Dass ich ein bisschen Manschetten vor der Veröffentlichung des Buches habe, wird mir nun umso bewusster. Bestimmt gibt es noch viel mehr Leute, die sich nicht annähernd vorstellen können, dass „normale“ Frauen über 100 Kilo wiegen. Ich fürchte mich vor einem Shitstorm und vor Rezensionen, in denen ich als fette, essgestörte Kuh bezeichnet werde. Klar, das steigert die Verkaufszahlen, aber kann ich solche Gehässigkeiten an mir abprallen lassen? Leicht wird es nicht, zumal eine Kollegin mich auf die Gefahr hinweist, dass die Beschäftigung mit dem Gewichtsthema auch leicht den Vorwurf zuließe, ich befürworte krankhafte Magersucht. Oje, daran habe ich tatsächlich noch nicht eine Sekunde gedacht, denn ich bin das Gegenteil von magersüchtig.

Für mich als übergewichtige Mutter wäre es ein doppelter Albtraum, wenn meine Kinder krankhaft hungern würden. Darum rede ich offen mit ihnen über meine Gewichtsprobleme und darüber, wie mich all die Diäten überhaupt erst haben so dick werden lassen. Mein Mann und ich achten darauf, dass sich unsere Kinder wohl in ihrer Haut fühlen und lassen es schlicht nicht zu, dass sie sich an falschen Idealen orientieren. Wir sind diesbezüglich streng, weil ich ihnen meinen Leidensweg ersparen will.

Man möge mir also bitte glauben, dass ich ganz und gar keinen Magerwahn propagieren möchte, sondern lediglich beschreibe, welche Probleme eine durchschnittliche Wuchtbrumme mit sich rumschleppt.

Meine liebe Kollegin Eileen findet den perfekten Titel, nachdem wir auch schon „Nicht ohne meine Waage“ und „Ich bin dann mal schlank“ mochten. Yeah, „Ich kann auch schlank“ wird es werden – ich bin dankbar und begeistert über so viele tolle Kollegen, die ich zum großen Teil nur virtuell kenne. Aber das wird sich spätestens im Oktober auf der Messe ändern.

Schon sind wir bei meiner nächsten Befürchtung. Ich stelle mir vor, wie ich mich hinter meinem Messestand-Tischchen festhalte, vor mir ein Buch mit dem Titel „Ich kann auch schlank“ liegend. „Die ist doch nicht schlank!“, tuscheln die Leute, denn ich stehe dort in voller Pracht mit dicken Stampfern, Doppelkinn und wogender Brust. Oh Gott! Werde ich es wirklich bis zum Oktober schaffen, dass ich zumindest in gut sitzenden Klamotten einigermaßen akzeptabel aussehe, anstatt größenwahnsinnig und vor allem dick? Ich muss es einfach schaffen! Wenn das kein Ansporn ist, dann weiß ich es auch nicht.

***

Ich sage immer wieder die gleichen Dinge. Das ist ein bisschen peinlich, denn wer möchte schon auf zehn Standardaussagen reduziert werden? Aber so ist es nun einmal. Seit ich Diät halte, sind dies die

10 Sätze, die ich immer wieder während meiner Diät sage:

Jetzt geht wirklich nichts mehr runter.

Ich habe Stillstand.

Heute ist es besonders schlimm mit dem Hunger.

Ich fühl mich noch genauso dick wie vorher.

Sag ehrlich, wie ich darin aussehe! Ist das nicht viel zu eng?

Heute hab ich bestimmt zugenommen.

Morgen zeigt die Waage mehr an.

Das ist wirklich so hart.

Welcher Depp hat die Waage verrückt? Die muss immer an derselben Stelle stehen!

Ich hab echt gar nichts mehr anzuziehen.

Tag 89

Ups, meine schwarz-weiße Lieblingsbluse, in der mir ein ehemaliger Kollege gerne mal hinterhergrinste, passt wieder.

Es fühlt sich herrlich an, endlich wieder in Jeans und normal geschnittenem T-Shirt rauszugehen, ohne sich wie ein wandelnder Fettfleck zu fühlen. Nun muss ich mir nicht mehr ständig überlegen, was ich drüberziehe oder ob ich so losgehen kann, ohne im Erdboden zu versinken. Die ganz normalen Alltagssituationen in Sweatshirt und Turnschuhen habe ich all die Jahre am meisten vermisst. Besonders seit ich von zu Hause aus arbeite, fällt mir das auf, denn ich muss mich nicht mehr um 6 Uhr in der Früh fürs Büro aufdonnern, sondern setze mich gerne in stinknormaler Kluft vor den Rechner. Wenn mich dann vormittags die Postbotin aus meinem Büroschlaf weckt, ist es mir jetzt nicht mehr peinlich wie ich aussehe. Mit Durchschnittsfigur und im Durchschnittsoutfit sehe ich ganz normal aus.

Für die große Waldrunde benötige ich 50 Minuten. Koda und ich genießen die Stille und unsere Schleichwege durchs Unterholz. Wenn ich wieder beim Auto ankomme, bin ich etwas aus der Puste, aber kein Vergleich zu früher. Ich kann mich gut daran erinnern, wie mir eine Bekannte vor vielen Jahren diesen Weg zeigte und ich nur mühsam mit ihr Schritt halten konnte. Vor allem erinnere ich mich an meine Gedanken währenddessen: „So verrückt möchte ich nicht sein, immer diesen Umweg zu gehen. Das nächste Mal gehe ich wieder den kürzeren Weg, dann bin ich in zwanzig Minuten durch." Nun bin ich selbst so verrückt und käme nicht mehr auf die Idee, die Abkürzung zu nehmen. Eigentlich würde ich gerne noch weiter laufen, aber ständig fühle ich mich gehetzt und habe ein schlechtes Gewissen, weil ich zu wenig arbeite.

Als meine Tochter mit ihrem Freund zum Spargelessen bei uns aufkreuzt und mich im T-Shirt sieht, platzt es aus ihr heraus: „Du hast ja total abgenommen! Darauf komm ich jetzt gar nicht klar!“ Sie mustert mich immer wieder fassungslos. Ein sehr ehrliches Kompliment, über das ich mich extrem freue. Bald haben meine Kinder keine dicke Mutter mehr. Ein Gedanke, bei dem mir ein paar Tränen kommen.

Tag 90

Wenn mein Mann mehrere Tage und Nächte in Folge beruflich unterwegs ist, schlafe ich nachts immer sehr schlecht. Eigentlich sollte ich mich langsam mal dran gewöhnen, denn wir kennen es gar nicht anders. Trotzdem ist es für mich immer wieder eine Belastung, da zu wenig Schlaf bei mir schnell Migräne bedeutet. So auch heute. Ich schaffe es ohne Triptan, esse stattdessen eine Putenfrikadelle nach der nächsten und lenke mich mit Spaziergängen und Fernsehen ab. Andere Menschen arbeiten. Ich mache Diät. Für mich ist das zur Zeit einfach ein Vollzeitjob.

Tag 91

Ich fasse es nicht! Meine neue Jeans ist bereits jetzt wieder zu weit und ich bin bei Größe 46 angekommen; das ist einfach nur unglaublich! Vor lauter Freude weiß ich kaum, wohin mit mir. Ob man damit ständig andere Leute belästigen kann? Etwas spätpubertär ist es bestimmt, wenn ich von morgens bis abends an nichts Anderes als an mein Aussehen denken kann.

Übermorgen, am 1. Mai, besuchen uns Freunde. Bereits heute fange ich mit dem Backen an und habe richtig Spaß dabei. 21 Kilo in einem Vierteljahr, das hätte ich niemals erwartet! Katrin wird Augen machen, denn sie ist eine von den Freundinnen, die meine Diät aufmerksam verfolgt. Auch Carmen, Carola und einige andere sind begeistert. Manche von ihnen mussten sich noch nie mit Gewichtsproblemen herumschlagen, andere kennen das Elend aus eigener Erfahrung. Alle aber wissen, was ich schon alles unternommen habe, um endlich abzunehmen. Dass es jetzt klappt, freut sie – und das freut mich!

Tag 92

Ich könnte den ganzen Tag nur essen und verdrücke meine üblichen Dukan-Lieblingsspeisen.

Immer, wenn die Motivation schwindet, schaue ich mir Klamotten im Internet oder in Katalogen an. Dann weiß ich wieder, wofür ich das alles tu. Es ist wunderbar, endlich wieder Spaß an Mode zu haben und wieder mittendrin statt nur dabei zu sein.

Tag 93

Mein Verdauungsproblem hat sich anscheinend in Luft aufgelöst. Vielleicht hat sich mein Stoffwechsel nun umgestellt – keine Ahnung. Ist mir auch egal, ich fühle mich jetzt jedenfalls wesentlich besser.

Der Besuch der Wuppies ist sehr nett und ich werde ausgiebig bewundert und gelobt. Mir ist das einerseits etwas peinlich, aber andererseits freue ich mich auch darüber. Bei Tortenschlacht und anschließendem Grillen kann ich zwar nur einen Bruchteil der Leckereien essen, aber das stört mich wie immer in geselliger Runde nicht. Wir witzeln herum, denn mein Mann bringt seit unendlichen Jahren den Spruch, dass er mich noch einmal in Las Vegas heiratet, wenn ich wieder in mein Brautkleid passe. Daraufhin konterte ich bisher, dass das ein Supergrund ist, nicht abzunehmen, denn ich will keine Elvis-Hochzeit. Nun aber kommen wir vier zu dem Ergebnis, dass etwas ganz anderes und vor allem viel Besseres geschieht, falls ich jemals wieder in meinen Hochzeitsfummel passe: Mein Mann trennt sich von seinem Bart!

Ich habe zwar keine Ahnung, wie ich jemals wieder 63 Kilo wiegen sollte, aber ich weiß, wo es gute Änderungsschneidereien gibt. Das ist doch mal eine Wahnsinns-Motivation! Der Sieg der Ehe!

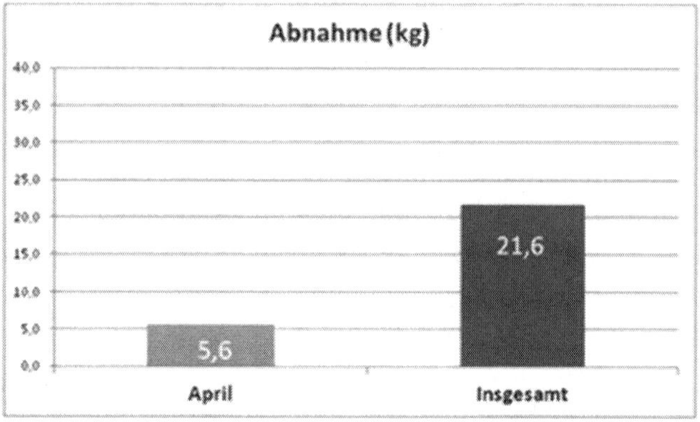

5
Mai

Endlich! Mein Busen schrumpft! Eigentlich merke ich schon seit Tagen, dass der BH unvorteilhaft in der Gegend herumschlabbert und nicht ausgefüllt ist. Es ist nicht so, dass ich nur einen einzigen BH besitze, aber ich trage trotzdem immer nur ein und denselben. Keine Ahnung, warum ich stets wieder so dumm bin, diesen Fehler zu begehen: Ich kaufe zwei BHs, gebe dafür ein Schweinegeld aus – aber nur einer von ihnen passt richtig gut. Anstatt mir diesen vorsichtshalber ein zweites Mal zu kaufen, rede ich mir ein, ihn nicht täglich tragen zu müssen und außerdem vielleicht in einem halben Jahr einen noch besseren BH zu finden.

Problematisch ist auch mein Verhältnis zu Shapewear. Irgendwie war früher alles besser, als es nur Miederhosen oder Bodys gab. Heute hat man die Qual der Wahl und muss sich fragen, was man in einem ganz normalen Slip zu suchen hat, wenn selbst Sonya Kraus öffentlich zugibt, dass sie sich in Klarsichtfolie hüllt, um möglichst schlank auszusehen.

Was es alles gibt! Schon in einem Body bekomme ich nach fünf Stunden schlechte Laune wegen des unangenehmen Ritsch-Ratsch-Gefühls im Schritt. Aber das ist ja noch gar nichts. Welche Frauen rennen eigentlich in Einteilern herum, die den Busen aussparen, damit sie gleichzeitig den perfekt sitzenden BH tragen können? Sind das dieselben Frauen, die auch eine Unterhose drunter tragen? Das ist mir dann aber wirklich zu doof. Ich renn doch nicht in Slip, BH und Body durch die Gegend, nur um 1 Kilo wegzumogeln! Wenn ich einen Body trage, dann nur den alleine, aber ich fürchte, über so viel Stützkraft kann der gar nicht verfügen, dass er meinen Busen möglichst bewegungsarm durch die Gegend transportiert. Ich lande also immer wieder beim BH.

Welchen BH nehme ich denn jetzt? Um wie viele Größen bin ich geschrumpft? Online Shopping ist die nervenschonendere Variante. Ich geniere mich im Dessous-Laden unserer Stadt. Ehrlich gesagt weiß ich noch nicht mal, ob es den noch gibt. Das letzte Mal war ich in Amerika in so einem Laden, weil mich dort zumindest niemand kennt und außerdem haufenweise übergewichtige Verkäuferinnen anzutreffen sind. Ich kann es nun mal nicht leiden, wenn eine ultraschlanke Frau in der Umkleidekabine mit ihrem Maßband an mir rumfummelt und anschließend alle zwei Minuten durch den Vorhang kontrolliert, ob mir der XXL-Liebestöter passt. Bestimmt lästert sie hinterher mit ihren Kolleginnen über mich. Nein danke, ich bestelle im Internet.

Das ist kein schönes Erlebnis, wie ich mich mit nackigem Oberkörper vorm Spiegel vermesse. Früher ging das besser, aber wem muss ich hier noch etwas über die Gesetze der Schwerkraft verraten? Das Unterbrustmaß macht seinem Namen alle Ehre, denn das Maßband klemmt irgendwo unter meiner Brust. Hm. Jetzt noch die Körbchengröße, die an der weitesten Stelle der Brust gemessen wird. Dieses Rumgetüdel macht mich wahnsinnig. Ganz bestimmt lasse ich mir nicht von einer Freundin und auch nicht von meinem Mann helfen, wie im Internet geraten wird. Es gibt auch Grenzen und ich gehöre nicht zu den Frauen, die sich dabei filmen lassen würden, wie sich Doktor Mang, mit einem Filzstift bewaffnet, an meinen Problemzonen zu schaffen macht.

Auf die Bezeichnung Minimizer bin ich gefühlte hundertmal reingefallen. Ich kann mich nicht daran erinnern, dass je ein Minimizer meinen Busen optisch um eine Größe verkleinert hat. Genauso hätte dieses Wunder einer meiner fünfzig Entlastungs-BH vollbringen können. Wo ist eigentlich der tatsächliche Unterschied zwischen einem Minimizer und einem Entlastungs-BH? Und sollte ich vielleicht doch wieder wie früher zu Bügel-BHs greifen? Inzwischen habe ich das Trauma des in die Brust gebohrten Bügels erfolgreich verarbeitet. Ich bestelle mir also den Bügel-BH mit den meisten positiven Bewertungen auf Amazon.

***

Tag 94

Noch ein Kilo, dann bin ich unter 90. Könnte heulen vor Glück.

Aus Kostengründen habe ich jede Menge BHs und Slips bei Bon Prix bestellt. Sitzt alles recht gut, wird behalten. Die alten BHs wandern umgehend in den Müll.

Tag 95

An PG-Tagen hole ich mir jetzt gerne mal einen gemischten Salat beim Edeka-Markt, denn ständig verkommt mir all das Gemüse im Kühlschrank. Beim Einkaufen komme ich mir mal wieder wie „Elton ferngesteuert" vor, weil ich nur bestimmte Regalreihen abschreite. Als würde mir ein Mann im Ohr befehlen, welchen Weg ich einschlagen soll und welchen nicht.

Tag 96

In der vergangenen Woche habe ich sagenhafte 2,2 Kilo abgenommen – wow! Das ist umso erfreulicher, als dass meine Portionen größer geworden sind und ich häufig vier- statt dreimal täglich esse. Ich bin so froh, dass sich die Plackerei lohnt!

Tag 97

Bei Mäcces war ich seit Ewigkeiten nicht, aber heute muss es schnell gehen und ich hole für die Kinder Pommes und Hamburger von McDrive. Ach, denke ich mir, nehme ich mir einen Chefsalat mit – und werde bitter enttäuscht. Was ist das denn bitte für ein Mist? Kein Wunder, dass alle Welt zunimmt, wenn es keine brauchbaren Salate mehr im Fastfood-Tempel gibt. Früher war der Chefsalat jedenfalls besser, aber früher war auch mehr Lametta.

Tag 98

Das diesjährige Kollegentreffen meines Mannes steht an. Jedes Jahr treffen wir uns mit Kind und Kegel irgendwo in Deutschland; dieses Mal ist Eisenach dran. Ich habe ein ernsthaftes Klamottenproblem, denn mir fehlt eine passende Jacke und genug langärmelige Shirts habe ich auch nicht. Wieso ist es auch so bitterkalt geworden? Nun muss ich auf die Schnelle etwas einkaufen, aber es gibt schlimmere Schicksale und ich verbrate mal wieder etwas Klamottengeld. Zu meiner Ehrenrettung sei erwähnt, dass ich alle paar Wochen riesige Kleiderpakete bei Ebay verticke.

Tag 99

89,6 Kilo. Definitiv das bisherige Highlight seit Beginn der Diät. Endlich wieder eine 8 vorne zu sehen, ist das Schönste überhaupt. Es ist neun Jahre her, dass ich zuletzt so viel oder so wenig wog und ich kann mich gut daran erinnern, dass das Elend immer genau dann losging, wenn ich die 90 überschritt. Jetzt kann es also nur noch aufwärts beziehungsweise gewichtsmäßig abwärts gehen.

In den letzten Tagen habe ich mich ziemlich langweilig ernährt, aber ich habe wenig Hunger und mir schmecken Putenfrikadellen, gekochte Eier und Krabben eben einfach gut. Gesundheitlich bin ich fit, ich nehme ab – also ist es auch ganz egal. Natürlich kann ich nicht dauerhaft so leben, aber momentan ist es genau richtig, wie es ist. Vielleicht bringen meine täglichen Riesen-Spaziergänge viel, ich habe die große Waldrunde gestern sogar noch erweitert und daran Spaß gehabt.

Nachteilig ist, dass mein Tag immer viel zu schnell rum ist und ich kaum zum Arbeiten komme. Aber egal, das ist das Jahr des Abnehmens und letztendlich auch der Gesundheit. Ich muss es mir nur immer wieder sagen, dann glaube ich es vielleicht irgendwann.

Tag 100

Ich habe Zahnschmerzen und muss zum Zahnarzt. Die Angst davor ist schlimmer als das Problem an sich. Außerdem wird mir schnell geholfen. Fast ein Wunder, dass ich nach dem Schnabelaufreißen keine Migräne bekomme.

Ärgerlicher ist die Tatsache, dass mein Mann einen Hexenschuss hat und trotzdem auch noch eine größere Zahn-Operation über sich ergehen lassen muss. Er sieht aus wie zusammengeschlagen und leidet. Normalerweise bleibt er nicht eine Stunde liegen, wenn er krank ist, doch dieses Mal ist er nicht mehr aus dem Bett zu bekommen. Oh weia, ihm geht es richtig schlecht. Kranke Männer sind die Pest, aber jetzt tut er mir leid. Ich glaube nicht, dass wir zum Kollegentreffen fahren können, aber er meint, dass er das schon hinbekommt. Vorsichtshalber bereite ich also meine Speisen vor: Frikadellen, gekochte Eier, Optiwell-Joghurts und Co. werden mich vor dem Hungertod am reich gedeckten Frühstücksbuffet retten. Hotelfrühstücke sind ja so ziemlich das Schönste, was es gibt. Verzeihung, sie WAREN das Schönste, was es gibt. Seufz.

Tag 101

Alles doof. Mein Mann und ich sind sehr schlecht gelaunt, denn Eisenach fällt für uns flach. Völlig geplättet liegt er im Bett und sieht aus wie Quasimodo mit Hamsterbacken.

Nun hätte ich mich endlich auf dem alljährlichen Gruppenfoto nicht mehr in der hintersten Reihe verstecken müssen und dann so was.

Tag 103

Die Pechsträhne reißt nicht ab.

***

In den folgenden Wochen wirft mich eine belastende gesundheitliche Krise innerhalb der Familie völlig aus der Bahn. Näher darauf eingehen möchte ich nicht, aber erwähnen muss ich diese schwierige Zeit schon, denn ich schreibe währenddessen nicht eine Zeile – selbst Tagebucheinträge fehlen nahezu gänzlich. Ich eile zwischen Ärzten, Therapeuten und Krankenstation hin und her, doch schlimmer als der zeitliche Aufwand sind die Sorgen. Nach einigen Tagen, in denen ich noch versuche alles unter einen Hut zu bekommen, beschließen mein Mann und ich, dass ich vorerst nicht arbeiten kann, sondern mich um die wichtigeren Dinge im Leben kümmern muss.

Mein Mann ist es auch, der mir hilft, die Diät trotz der Probleme nicht schleifen zu lassen. Das ist neu in meinem Leben: Erstmalig greife ich nicht nach auslaugenden Tagen zu Frustmahlzeiten, esse kein

Gyros mit Pommes und danach Schokolade und Chips. Diese Dinge würden auch nichts besser machen. Ganz im Gegenteil wäre es nur eine Frage der Zeit und ich würde mich maßlos über meine Disziplinlosigkeit ärgern. Nein, ich werde das hier durchstehen, so wahr mir das Dukan-Buch dabei helfe.

Irgendwann ist auch diese Phase vorbei und der Alltag kehrt zurück. Doch ich bin so k.o., dass ich am liebsten nur noch schlafen würde. Decke über den Kopf ziehen, nichts fühlen, nichts müssen, nur für mich sein, das wäre schön. Ich genehmige mir eine Woche Auszeit, telefoniere mit Freundinnen, lese endlich mal wieder was anderes als das Dukan-Buch und unternehme Riesen-Spaziergänge mit dem Hund. Trotzdem geht es mir immer noch mies. Ob ich ausgebrannt bin, deprimiert oder einfach nur überlastet, weiß ich nicht. Ist mir auch egal – ich möchte bitteschön wieder normal sein!

So sehr ich mich auch bemühe, ich komme nicht mehr rein in mein Leben, verdaddel Zeit vorm Fernseher und am Computer und habe das Gefühl, immer tiefer zu fallen. Nach außen merkt man mir wie immer nichts an. Ich nehme weiter ab, sehe dementsprechend besser aus und bin sowieso viel unterwegs. Aber in mir macht sich eine erschreckende Leere breit, die ich so nicht von mir kenne. Auf dem Konto macht sich ebenfalls eine Leere breit, eine gähnende, um genau zu sein. Wenn ich nicht bald ein neues Buch veröffentliche, zahle ich in diesen Monaten erstmals richtig drauf!

Es dauert einige Zeit, bis ich wieder im Tritt bin und den Schock verdaut habe. Mich erschreckt es regelrecht, wie verändert und unproduktiv ich war. Auf eine Sache bin ich allerdings richtig stolz: Ich habe mein altes

Essverhalten durchbrochen und bin nicht rückfällig geworden. Das erste Mal, seit ich die Dukan-Diät mache, bin ich mir meiner Leistung bewusst. Frustessen war gestern.

***

Tag 108

Meine Mutter, die sich seit einigen Jahren mit Diabetes rumplagt, hat ebenfalls toll abgenommen. Wir freuen uns beide wie Bolle über unsere Erfolge, auch wenn sie ganz anders als ich gegen die Pfunde angeht. Jeder tickt eben unterschiedlich und letztendlich zählen Erfolg und Gesundheit. Ihre Werte haben sich genau wie meine verbessert. Beim nächsten Familientreffen sind wir zufällig gleichzeitig erschlankt – wie schön!

Tag 109

Die Waage ist mein bester Freund. Komischerweise spricht mich kaum jemand auf die Abnahme an. Zwar ist es ein Dauerthema innerhalb der Familie und mit engen Freunden, aber Nachbarn oder Bekannte sagen nichts. Ein Schulfreund meiner Tochter sagt dieser, dass ihre Muddi ja toll abgenommen habe – wenn das dem schon auffällt, muss man es doch sehen, oder? Ich finde es seltsam. Nicht, weil ich gerne im Mittelpunkt stehen will, sondern weil ich mich frage, ob man mich nur nicht bloßstellen will. Oder sah man mich gar nicht so dick? Bin ich womöglich immer noch eine Wuchtbrumme?

Tag 110

Wir wollen uns ablenken. Mein Mann und ich sind den ganzen Tag unterwegs, um nach einem neuen Bad Ausschau zu halten. Meine Güte, ist das alles teuer! Aber schön. In einer luxuriösen Badausstellung werde ich fündig, aber mein Mann sieht das ganz anders. Schade eigentlich.

Abends bin ich ein paar Stunden auf Silkes Geburtstagsfeier. Als sie mich in den Arm nimmt, sagt sie lachend: „Man spürt ja gar nichts mehr von dir!“ „Sag das nochmal!“, bitte ich sie.

Sibel und Petra sprechen mich sofort an und wir unterhalten uns über die Dukan-Diät. Ich bin traurig, dass eine andere Freundin sich genervt verzieht. Eigentlich teilen wir die Gewichtsprobleme. Dick sein ist scheiße, niemand weiß das besser als wir beide.

Dann geschieht etwas Schönes, denn Petra, die ich gar nicht so wahnsinnig gut kenne, sagt was sehr Liebes. „Ich habe dich auch vorher gar nicht dick gesehen, weil du so liebenswert bist.“ Den genauen Wortlaut bekomme ich nicht mehr zusammen, aber ich bin gerührt, denn etwas Netteres kann man gar nicht gesagt bekommen. Eine Antwort auf meine nicht gestellte Frage habe ich nun vielleicht auch – vielleicht ist es der Außenwelt schlicht egal gewesen, wie ich aussehe. Die Einzige, die damit immer ein Riesenproblem hatte, war womöglich ich.

Tag 111

Beim Frühstücken im „Cup & Cino“ überschütten Anke und Claudia mich mit Komplimenten. Ich bin ausgelaugt von den privaten Problemen, aber unendlich dankbar für die Dukan-Diät. Anke fragt mich allen Ernstes, ob ich NOCH mehr abnehmen möchte. Unser Treffen ist wie immer schön, aber Frühstücken nach Dukan-Art ist und bleibt doof.

Eine Capri-Jeans, die ich vor etwa acht Jahren mit dem gleichen Gewicht von heute getragen habe, ist mir jetzt zu weit. Ich bilde mir also nicht ein, dass ich ganz besonders an den Beinen abnehme. Das finde ich ganz besonders gut!

Tag 113

Seit heute ist es richtig heiß draußen, was bedeutet, dass ich endlich wieder schwimmen kann. Schwimmen und Aqua Fitness sind die einzigen Sportarten, die mir Spaß machen. Nur im Wasser verspüre ich keine Angst vor rausspringenden Kniescheiben, Meniskusrissen und Kreuzbandproblemen. Ich gebe keine gute Figur im Badeanzug ab, aber im Wasser schwitze ich zumindest nicht und kann mich unbesorgt bewegen.

Ich bin ziemlich gestresst, weil ich von früh bis spät durch die Gegend fahre. Meine Arbeit liegt komplett brach und obwohl ich derzeit Wichtigeres zu tun habe, muss ich doch eine aufsteigende Panik unterdrücken. Meine Fans und Bücher laufen mir davon, befürchte ich.

Trotzdem – am Autoren-Stammtisch in Berlin in drei Wochen nehme ich auf jeden Fall teil. Darauf freue ich mich einfach zu sehr und mein Mann hat sich extra alle Termine so gelegt, dass er zu Hause meine Vertretung übernimmt.

Tag 118

Stremellachs, was ist das überhaupt? Also mal gekauft und heute probiert – lecker! Der Fettgehalt ist nicht von schlechten Eltern, aber da es sich um ein erlaubtes Produkt handelt, einfach rein damit in die Futterluke.

Des Weiteren gönne ich mir jetzt fast täglich einen Haferkleie-Keks aus dem Dukan-Shop. Die Variante mit Haselnuss finde ich enttäuschend, aber Zitrone und Kokos schmecken prima. Dazu ein viertel Glas 0,1 prozentige Milch und ich fühle mich wie im

Schlaraffenland. Ja, doch, ein bisschen meschugge klinge ich schon.

Sowohl Manuela als auch Britta, mit denen ich hauptsächlich im Mail-Kontakt stehe, wollen gefälligst ein aktuelles Ganzkörperfoto sehen. Da ich sowieso ein neues Profilbild für ein Interview benötige, schießt mein Mann auf die Schnelle ein Bild im Garten von mir. Ach du meine Güte! Ich bin überhaupt noch nicht so schlank, wie ich dachte! Mein Spiegel belügt mich!

„Liebe Britta, liebes Manülchen, die Sache mit dem Ganzkörperfoto könnt ihr knicken. Die Aktion wird bis auf Weiteres vertagt, denn ich bin nach wie vor alles andere als schlank."

Das finden die beiden nur so mittel.

Tag 120

Mich erreicht die Mail einer netter Bekannten, die ich vor einigen Jahren in einer Reha kennengelernt habe. Ich sähe auf meinem neuen Profilbild so schön schlank aus und ob ich jetzt Größe 36/38 trage. Wenn ich es nicht besser wüsste, würde ich annehmen, dass sie mich verarscht. Aber dafür ist sie überhaupt nicht der Typ und ich feiere meine Freude mit einem großen Teller Gemüsesuppe.

Tag 121

Mein Mann ist sehr kreativ, wenn es um Komplimente für seine neue, alte Frau geht. Als er mich morgens von hinten in der Küche sieht – ich noch in ein Riesen-Handtuch nach dem Duschen gehüllt – sagt er: „Statt Pferd bist du jetzt ein Pony." Dabei müsste er eigentlich wissen, dass Ponys dicker als Großpferde sind. Na ja, will ich mal nicht so sein.

Tag 123

Ich esse zu viele tolerierte Produkte. Einen Biss in die Haferkleie-Kekse, ein Schälchen Pépites, einen

Joghurt. Das muss aufhören, ich werde mich wieder verstärkt auf hochwertiges Eiweiß konzentrieren.

Tag 124

Was soll ich von der heutigen Sendung über Migräne im Fernsehen halten? Einerseits gefällt mir, dass der erfahrene und kluge Berichterstatter so viel wie möglich zum Thema in der Sendung unterbringt. Jeder soll wissen, wie komplex diese neurologische Erkrankung ist. Bis dato ist sie nicht heilbar, aber man kann ihr mit diversen Medikationen und Verhaltensweisen zumindest teilweise beikommen.

Andererseits wird auf eine der wichtigsten Migräne-Regeln überhaupt hingewiesen: „Sie sollten unbedingt kohlenhydratreich essen, vor allem am Abend"! Es war klar, dass das kommt und es hätte mich nicht gestört, wenn ich nicht inzwischen aus eigener Erfahrung wüsste, dass dies nicht stimmen muss.

Nehme ich meinen Mund jetzt zu voll? Schließlich war ich selbst jahrelang davon überzeugt, dass es anders gar nicht sein kann. In jedem Ratgeber, jeder Auflistung von Regeln für Migräne-Patienten und überhaupt von jedem Neurologen bekommt man den Hinweis, dass man ohne Kohlenhydrate noch mehr Migräne als ohnehin schon hat. Genau wie die Notwendigkeit eines regelmäßigen Schlafrhythmus' oder dem Erlernen von Entspannungstechniken leuchtete mir die Lehre ein und ich posaunte sie munter herum. Durch einige Artikel und Bücher über Migräne habe ich es zu einer kleinen Bekanntheit auf dem Gebiet gebracht und stimmte gerne mit ein, wenn die wenigen Low-Carb-Spinner propagierten, dass genau das Gegenteil effektiv sei. Die konnten ja nur irren, denn es ist seit Jahren durch Forschung, Studien und natürlich Selbstversuche erwiesen, wie mies es uns ohne die Scheibe Vollkornbrot am Abend geht.

Nun muss ich erkennen, dass ich auch zu den Spinnern gehöre. Von mir aus. Ich habe keine Lust zu belehren, denn es gäbe für mich einfach keinen Grund etwas zu behaupten, was im krassen Gegensatz zur schulmedizinischen Ansicht steht. Ich bin überhaupt nicht esoterisch oder naturheilkundlich angehaucht, bekomme von niemandem einen Cent für meine Meinung, sondern vermutlich sogar gewaltigen Gegenwind. Erschrocken stelle ich fest, dass selbst eine der unumstößlichsten Thesen der Migräne-Forschung nicht richtig sein muss, was mich weiter zu der Frage bringt, wie es denn mit all den anderen Regeln für uns Kopfgeplagte aussieht. Mir hat bisher keine medikamentöse Prophylaxe nennenswerte Erfolge gebracht. Auch als ich den beruflichen Stress deutlich reduzierte und ich mich insgesamt wie befreit fühlte, hatte ich ständig Migräne. Ich schlief und aß regelmäßig und vermeintlich ausgewogen, bewegte mich und befolgte, was es zu befolgen gab.

Das letzte Mal, dass ich so viele schmerzfreie Tage hatte wie jetzt, ist über sechzehn Jahre her. Ich ging zu Beginn der Dukan-Diät davon aus, dass es mir migränemäßig hundsmiserabel gehen würde, ich aber nichts zu verlieren hätte außer hoffentlich vieler Pfunde. Dass genau das Gegenteil eintrat und ich nicht nur schlanker, sondern vor allem viel migränefreier leben könnte, habe ich nicht im Entferntesten erwartet. Ich bin überrascht, glücklich und für jeden Tag dankbar, an dem ich mich nicht mit dem größten Mist aller Zeiten rumquälen muss. Ob es so weitergeht, weiß ich nicht – ich kann es nur hoffen. Angeblich kommen die fiesen Schmerzen bei allen Patienten wieder, die sich mit kohlenhydratarmer Kost glücklich schätzten. Deshalb gibt es auch keine Berichte von dauerhaften Erfolgen – weil es sie eben gar nicht gibt. Nun, man wird sehen, ich halte es weiterhin wahrheitsgemäß fest. Mein Vertrauen in Medizin und Ernährungswissenschaft ist allerdings in den letzten Monaten ziemlich geschrumpft.

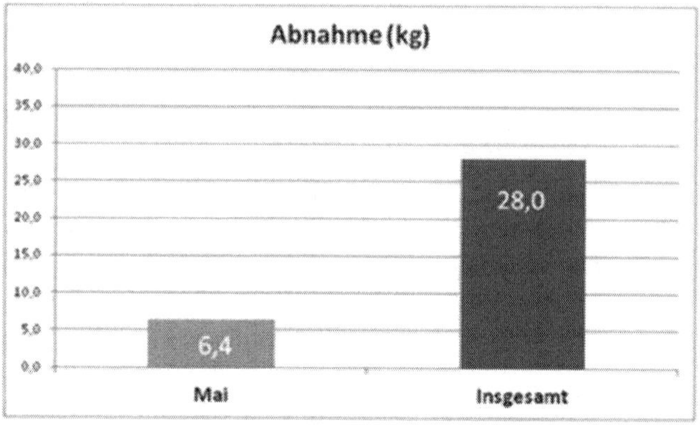

6
Juni

Tag 125

Nach dem üblichen Treffen beim Frühstück mit Claudia und Anke, bei dem mich Letztere auf Kleidergröße 38/40 schätzt, bekomme ich einen heftigen Migräne-Anfall. Das ist bestimmt die Strafe für mein Low-Carb-Geschwätz von gestern.

Tag 130

Stecke immer noch im schlimmsten Migräne-Anfall, seitdem ich Dukan mache. Fünf Tage Höllentrip, fünf Tage kaum eine Wirkung nach Triptaneinnahme verspürt. Ich bin körperlich und psychisch im Eimer. Irgendwie hatte ich vergessen, wie schlimm solche Monsterattacken sind, in denen wirklich gar nichts mehr geht. Hoffentlich war es das nicht schon mit meiner gesünderen Zeit!

Selten mache ich mir wegen körperlicher Gebrechen viele Sorgen um mich selbst, sondern konzentriere mich meistens darauf, dass es ja meinen Kindern gut geht. In den letzten Jahren habe ich schon so viele Migräneschmerzen ausgehalten, dass ich nicht besonders oft deswegen durchdrehe. Ich kenne einige Leidensgenossen, die nach zwei Migränetagen ohne Triptan-Wirkung in die Notaufnahme fahren, um sich intravenös helfen zu lassen. Vollkommen okay und nachvollziehbar, denn die Schmerzen sind grauenvoll und für viele Menschen unvorstellbar. Aber ich mache so etwas so gut wie nie. Irgendwann ist der Trip vorbei und ich erhole mich von den Strapazen, sage ich mir dann.

Doch dieses Mal könnte ich heulen vor Wut und Verzweiflung und jammere wie eine Memme. Ich will das nicht wieder haben! Vier, fünf, sechs Migräne-Tage im Monat – gerne genommen, kein Problem, komme ich mit klar. Aber nicht wieder durchgehend, bitte, bitte nicht! Hinzu kommt die schlechte Vereinbarkeit mit der Dukan-Ernährung. Ich giere nach Süßem, Herzhaften, Fettigen und könnte schier ausflippen deshalb. Weiß der Geier, was mich so stark sein lässt, es nicht zu tun.

Tag 131

Der Spuk ist vorbei und ich schlafe eine Nacht und einen Tag lang durch. Ich bin nicht gläubig, aber ein Gebet kann bestimmt nicht schaden: Bitte lieber Gott, mach, dass das eine Ausnahme war. Ich will auch immer brav meine Eier essen. Amen.

Tag 132

„Wenn du dir das T-Shirt kaufst, lasse ich mich scheiden!" „Aber, aber, mein Schatz, wer wird denn gleich so überreagieren?"

Ich liebe Guido Maria Kretschmer nun einmal und nichts anderes steht auf dem T-Shirt. Wer liebt ihn nicht, den warmherzigen und witzigen Designer?

Gespannt schaue ich bei Heine nach, wie die vielgepriesene Übergrößen-Kollektion von Guido denn nun aussieht. Davon gönne ich mir garantiert ein schönes Teil, denn Fan-Sein verpflichtet. Aber was sehe ich denn da? Die Teile fallen ja genauso aus, wie Guido es bei „Shopping Queen XXL" immer kritisiert!

Unvorteilhafte Leggings, brustlastige Oberteile mit wenig Platz für große Dekolletés und überhaupt: Mut zur Farbe sieht anders aus. Ich bin enttäuscht von Guido, kaufe das I-Love-Guido-Shirt nicht und bleibe bei meinem Mann.

Promi-Klatsch ziehe ich mir grundsätzlich gerne rein. Wenn ich Frauke Ludowig und Constanze Rick dabei zusehe, wie sie genüsslich das Leben der Reichen und Schönen auseinandernehmen, kann ich mich wunderbar entspannen. Seit ich abnehme, nutze ich Sendungen dieser Art zusätzlich als Motivation. Nicht, dass ich auch nur ansatzweise davon ausgehe, eines Tages wie Sharon Stone auszusehen, aber ich könnte vielleicht in die Fußstapfen von Christine Neubauer treten.

Dabei fällt mir ein, wie Thomas Gottschalk einst Christine Neubauer und Susanne Fröhlich bei „Wetten, dass" auf eine Waage zitierte. Die beiden Damen zeigten sich von der Idee nur wenig begeistert. Doch sie hatten die Rechnung ohne Gottschalk gemacht, der erklärte, dass man dieses sehr wohl erwarten könne, wenn das Thema Diät als Geschäftsmodell verwendet wird. Recht hat er.

Ich hätte mich allerdings genauso angestellt. Es gibt doch nichts Peinlicheres, als sein Übergewicht zu verraten. Dachte sich wohl auch Neubauer, als sie zusammen mit Gottschalk und Fröhlich auf der Waage stand und diese 267 Kilo anzeigte. „Ich wiege 95 Kilo", erklärte Herr Gottschalk. Frau Neubauer gab zu Protokoll, dass es bei ihr 65 Kilo seien. Somit blieben 108 Kilo für Frau Fröhlich übrig, die sich wütend über die Überrumpelung ereiferte.

Ach, herrlich! Eigentlich sind wir doch alle gleich, egal ob reich und berühmt oder arm und ein Nichts. Aus dem gleichen Grund fühle ich mich jetzt auch Karl Lagerfeld viel näher, als ich es je für möglich gehalten hätte, denn wenn es nach ihm ginge, hätte ich die Kontrolle über mein Leben längst verloren – wegen meiner Jogginghosen. Was ich an ihm wirklich schätze, ist seine gnadenlose Direktheit. Kaum einer sagt so deutlich, was er denkt – und das nicht, um zu provozieren, sondern weil es einfach unkontrolliert aus ihm herauspurzelt.

Eines Tages hatte er bekanntlich genug vom Dicksein und nahm radikal ab. Seitdem nuckelt er an Cola Light herum, haut sich pfundweise Eiweiß in die Birne und angeblich lässt er von seinem Koch Duftaroma verteilen. Seit Brotgeruch durch das Lagerfeld'sche Anwesen zieht, schnuppert der Designer sich satt. Was soll ich sagen? Ich beschäftige zwar keinen Koch, aber ergötze mich genau wie Karl Lagerfeld am Geruch einer geöffneten Brotchips-Tüte.

***

„Es gibt doch wirklich schlimmere Probleme als das bisschen Übergewicht! Ich verstehe nicht, wie man sich wegen ein paar Äußerlichkeiten so verrückt machen kann."

Zack, das ist aber mal ein Statement. Die Frau, die mir das sagt, zählt auf, was es für Scheußlichkeiten gibt: Kindesmisshandlung und Walfang, Bürgerkriege und Hungersnöte, Aids und Zeitarbeit … und ich mache mich fertig wegen Äußerlichkeiten. Ob ich nicht emanzipiert sei und wer, wenn nicht ganz bestimmt die Männer haben mir dieses Bild eingeimpft, dem ich nun meine entsprechen zu müssen.

Ach, du meine Güte! Ich und unemanzipiert! Ich und nicht ständig darüber am Heulen und Grübeln, was mit der kleinen Maddie in Portugal geschehen sein mag und wie man nur all den kranken Kindern auf der Welt helfen kann. Schön wär's, wenn ich nur ein bisschen gelassener wäre. Bin ich aber nicht. Natürlich ist mir vollkommen klar, dass es mir primär um Äußerlichkeiten bei der Diät geht und erst an zweiter Stelle um die Gesundheit. Selbstverständlich weiß ich ganz genau, dass eine Wohlstandswampe kein Grund ist von der nächsten Brücke zu springen. Die Relationen erkennt jeder, der noch alle Tassen im Schrank hat.

Bestimmt werde auch ich beeinflusst vom gängigen Schönheitsideal und fände es prima, wenn auf einmal nur noch dicke Frauen durch die Medien geisterten. Wie geht noch gleich der Spruch? *Bitte, lieber Gott, wenn ich schon nicht abnehme, dann mach doch bitte, dass alle anderen fett werden!* Gegen lauter Rubensfrauen um mich rum hätte ich rein gar nichts einzuwenden und würde mit Freude dafür sorgen, dass ich mich ihnen angleiche. Man wird ja mal träumen dürfen! Aber die Wahrheit sieht anders aus und ich gebe es offen zu: Ich möchte einfach stinknormal aussehen, stinknormal einkaufen und mich wie die meisten anderen stinknormal bewegen können. Das hat für mich rein gar nichts mit mangelnder Emanzipation oder einem diktierten Schönheitsideal zu tun, sondern spielt sich alles nur in meinem Kopf ab. Ich allein bin dafür verantwortlich, ob ich selbstbewusst zeige, was ich habe oder mir Komplexe einrede. Abgesehen davon hatte ich durch mein Übergewicht gesundheitliche Probleme, die nun zum Glück Vergangenheit sind. Auch die Tatsache, dass ich wieder beweglicher und nicht mehr sofort aus der Puste bin, wenn ich mich anstrenge, spricht für meine Gewichtsreduktion.

Dicke afrikanische Mamas in farbenfrohen Gewändern und mit lautem Lachen im runden Gesicht mag ich viel lieber anschauen als dünne, affektierte Zicken mit zusammengekniffenen Lippen. Ich finde es schön, wenn Horst Lichter Butter und Sahne in seine

Kochtöpfe befördert und glaube niemandem, dass in Yoga und Blattsalaten die totale Erfüllung steckt. Warum ich trotzdem lieber zu den schlanken Frauen gehören will, weiß ich nicht. Doch ich weiß, dass es wichtigere Themen als meine Figur gibt. Es wäre nur etwas lächerlich, wenn ich in einem Diät-Tagebuch ständig alles ins Verhältnis zu den Missständen auf dieser Welt setzen würde. Zwar spielt die Waage bereits mehr als mein halbes Leben eine große Rolle, doch nichts geht über Gesundheit und ein Herz auf dem rechten Fleck. Ich trinke selbstverständlich immer auf den Weltfrieden, genau wie Phil Connors in Punxsutawney.

***

Tag 136

Auf den Berliner Autoren-Stammtisch freue ich mich seit Wochen. Mindestens genauso sehr freue ich mich darüber, dass ich heute mit 30 Kilo weniger auf den Rippen durch die Republik fahre.

Es ist noch gar nicht so viele Jahre her, dass ich mit der Bahn zu meinem Arbeitsplatz fuhr. Seinerzeit teilte ich mir die Vertriebsarbeit mit Home-Office und vor Ort auf, aber es war trotzdem strapaziös. Als Angestellte nahezu Vollzeit zu arbeiten und sich auch noch um Kind und Kegel kümmern zu müssen, brachte mich an den Rand der Belastbarkeit. Mein Mann ist aus beruflichen Gründen sehr häufig tagelang unterwegs. Die Stunden im Zug verbrachte ich damals oft damit, die verdammte Migräne unter Kontrolle zu bringen. Außerdem kämpfte ich mit meinem Übergewicht und quetschte mich mit Hilfe von enger Shapewear in Blusen und Stretch-Hosen. Je mehr ich die Luft anhielt, so kam es mir vor, desto schlechter fühlte ich mich. Rotgesichtig, kurzatmig, verschwitzt und angespannt. Ich schluckte Triptane, aß am ersten Umsteige-Bahnhof in Hannover Käse-Laugen-Stangen und trank Kaffee, um irgendwie Herrin der Lage zu werden und die pochenden Schmerzen zu unterdrücken.

Mit Schaudern denke ich an diese Zeit zurück. Einerseits liebte ich meine Arbeit und war geradezu süchtig nach Verkaufszahlen und den vielen Kontakten. Andererseits musste ich mir eingestehen, dass ich keine Superfrau war, die strahlend Privat- und Berufsleben miteinander verbindet. Außerdem stelle ich mir Superfrauen nicht mit Bluthochdruck und Adipositas vor.

Ich lehne mich dank eines Sparangebots in der 1. Klasse zurück und nehme es gerne in Kauf, dass ich mir dieses Mal in Hannover keine Käse-Laugen-Stange gekauft habe, sondern Haferkleie-Kekse und gekochte Eier in meiner Handtasche auf ihren Verzehr warten. Es hat sich gelohnt, dass ich in den letzten Monaten eisern war, denn sonst würde ich jetzt nicht so entspannt sein und mir stattdessen tausend Gedanken darüber machen, ob ich die Tage in Berlin mit möglichst wenig Schmerzen überstehe und was ich verdammt noch mal anziehen soll.

Jetzt ist alles viel leichter, auch wenn ich natürlich abends lieber meinen Salat aufessen und nicht wie eine essgestörte Verrückte wirken würde. Auch das Brot, das meine Kollegen sich mit Käse und Öl beschmieren, sieht ziemlich lecker aus. Ach, der Tag ist toll! Wir sitzen bei sommerlichen Temperaturen draußen, berichten über unsere Arbeit und das Leben überhaupt … Inspirierend ist das alles, besonders, wenn man sonst keine Kollegen mehr hat. Wir kennen uns zwar dank

Facebook schon recht gut, aber live und in Farbe hat es doch noch mal eine andere Qualität. Gut, dass ich den weiten Weg in Kauf genommen habe und hierher gekommen bin!

Dick fühle ich mich nicht mehr, sondern stinknormal. Ein paar Selfpublisher-Freunde sind sehr an der Diät interessiert und ich berichte ein wenig. Als später einige Fotos gemacht werden und ich mich darauf erblicke, bekomme ich das erste Mal seit Jahren keine Schnappatmung wegen meines Anblicks: Ich sehe völlig durchschnittlich aus!

***

Wenn ich an die Umkleidekabinen von H&M denke, fallen mir unendlich viele Begebenheiten ein.

Ich sehe mich als kichernde Siebzehnjährige in einer Hamburger Filiale, zusammen mit meiner besten Freundin und beide mit dauergewellten Haaren. Wir halfen uns gegenseitig aus den Westernboots, indem die eine sich auf den Mini-Hocker in der Umkleide setzte und ihr Bein in die Höhe riss. Die andere zog am Stiefel und konnte dabei unfreiwillig einen Blick auf den eigenen Hintern erhaschen, denn die Kabinen waren rundum mit Spiegeln versehen. „Oh Gott, ich bin so fett!“ „Nein, du nicht, aber guck mal, wie unmöglich ich aussehe!“

Oder ein paar Jahre später in Lüneburg, als ich einsehen musste, dass wohl niemals mehr ein S im Etikett stehen wird und ich fluchtartig die grell beleuchtete Folterkammer verließ. Mit einem M klarzukommen, raubte mir damals allen Ernstes den letzten Nerv. Gut, dass ich da noch nicht wusste, dass es ohnehin bald ein L sein würde.

In den vielen vergangenen Jahren war ich entweder als mütterliche Begleitung bei H&M oder als Einzelkämpferin in der Big-Abteilung. Es ist immer etwas entwürdigend, wenn man all die modisch bestückten Ständer passiert, um unauffällig in den spärlichen Übergrößenregalen zu wühlen. Aber es hilft ja nichts, man muss schließlich irgendetwas anziehen. Ich hasste meinen Anblick inzwischen. Einzukaufen machte mir keinen Spaß mehr, denn immer ging es nur noch darum, welches Teil bestmöglich kaschiert, am wenigsten sackartig aussieht und womöglich sogar ein klitzekleines bisschen gefällt. Also zog ich mir mit nach unten gerichtetem Blick Hose oder Oberteil aus – nie beides, denn das hätte noch mehr wehgetan. Ich wollte meinen Speck nicht sehen, aber es ließ sich nicht vermeiden. Nein, ich war wahrhaftig keine selbstbewusste Übergewichtige, auch wenn ich gerne etwas anderes behaupten würde. In Umkleidekabinen wurde mir mein ganz persönliches Drama noch viel deutlicher vor Augen geführt als ohnehin schon.

Und heute … Ich bin inzwischen alles andere als ein knackiger Teenager, aber scheine endlich bei mir selbst anzukommen. Hat es dafür ernsthaft 44 Jahre gebraucht, bis ich in ein paar Spiegel gucken konnte, ohne einmal tief durchatmen zu müssen? Was hat dieser ewige Kampf gegen die Kilos in den Jahrzehnten nur aus mir gemacht? Ich stehe bei H&M in der Umkleide und ziehe das erste Mal seit bestimmt zwanzig Jahren Hose und Shirt aus und kann mir dabei im Spiegel zusehen. Keine eiligen Bewegungen, sondern normales Anprobieren neuer Klamotten. Sicher, ich sehe überhaupt nicht toll aus und bediene mich immer noch in der Big-Abteilung. Aber nicht mehr lange. Und es ist auch jetzt schon nicht mehr schlimm. Endlich sehe ich so aus, wie ich mich sehe.

***

Tag 140

Mein Hausarzt ruft an und teilt mir meine neuesten Blutwerte mit: Alles super. Auch der Harnsäurewert ist jetzt perfekt, besser geht es nicht. Hocherfreut bedanke ich mich: „Super, vielen Dank, dann kann ich jetzt ja weitermachen, bis ich aussehe wie … wie, äh …“ Der Doktor vervollständigt den Satz: „… wie Heidi Klum!“ „Genau, mindestens!“ Lachend verabschieden wir uns voneinander.

Mist, ich hätte gleich die Gelegenheit beim Schopf packen und ihn nach seiner Meinung zu kosmetischer Chirurgie fragen sollen. Das traue ich mich doch nie wieder.

Besonders lange konnte ich in den letzten Jahren meinen Anblick im Spiegel nicht ertragen. Schon gar nicht nackt oder in Unterwäsche. Inzwischen bleibe ich schon mal kurz stehen. Na ja, könnte schlimmer sein. Aber auch besser. Ich muss an Heidi Klums Oben-ohne-Strandfotos mit ihrem Schnabel-Lover denken. Die Welt ist entsetzlich ungerecht, auch wenn ich nur gerne Heidis Brüste, nicht aber ihren Liebhaber hätte.

Bis vor wenigen Wochen habe ich im Brustton der Überzeugung behauptet, dass ich mich freiwillig unter kein Messer legen würde, weil ich wahrhaftig schon genug Operationen hinter mir habe. Ich stehe nicht auf Schmerzen und kann mich nur wundern, wenn sich ohnehin schon attraktive Menschen für ein paar Zentimeter mehr oder weniger quälen lassen. So bekloppt würde ich nie sein und außerdem habe ich schon einen Mann.

Dachte ich. Doch jetzt denke ich vorsichtig über Brustverkleinerung nach. Oder heißt es Straffung? Weiß ich doch nicht. Ich muss recherchieren. Die schlagartige Gedankenumkehr findet in dem Moment statt, als ich etwas von Brustwarzen und Versetzen lese. Aua! Nee, dermaßen tragisch ist es dann doch nicht, als dass ich mir so etwas aus rein ästhetischen Gründen antäte.

Tag 141

Christian hat das Cover für dieses Buch fertiggestellt. Es ist super! Ich zeige es auf Facebook und die Resonanz fällt durchweg positiv aus. Als ich eine Mini-Leseprobe veröffentliche, wird mir klar, dass ich bald nackt vor der Menge stehe. Ich bin genauso mutig wie Charlotte Roche, denn das sind die Dinge, die die Leute lesen wollen.

Tag 142

Seit ein paar Tagen arbeite ich das gesamte Buch von vorne durch. Mir wird schwindelig, wenn ich schwarz auf weiß sehe, wie schnell ich abgenommen habe. 31 Kilo bereits und es sind noch nicht einmal fünf Monate vergangen! So vieles hat sich zum Besseren verändert: Ich fühle mich attraktiver, auch wenn man das laut selbst nie sagen würde. Ich bin meinen Bluthochdruck los und brauche keine Tabletten mehr gegen Wechseljahrbeschwerden. Vor allem aber haben sich die Migräne-Tage extrem reduziert. Es könnte nicht besser laufen.

Janni habe ich länger nicht gesehen; heute hole ich sie zu einem Spaziergang ab. Als sie mir die Haustür öffnet, steht ihr der Mund vor Staunen offen. Sie weiß genau, wie sehr ich unter meinem Aussehen gelitten habe und freut sich mit mir, bekundet immer und immer wieder, wie ich mich verändert habe. Nicht nur die Figur, sagt sie, sondern auch die gesamte Ausstrahlung. In den letzten Jahren wäre irgendwie mein Strahlen auf der Strecke geblieben. Sie hat recht. Das war nicht mehr ich, das war nur der kranke Teil meiner Persönlichkeit, den man sehen konnte. Vielleicht haben nicht nur die vielen Kilos, sondern auch die ständigen Schmerzen die Optik beeinflusst. In diesem Moment fällt es mir schwer, meine zurückgewonnene Lebensqualität in Worte zu fassen. Stattdessen kullern Tränen der Erleichterung.

Tag 143

Der Leidensdruck wird geringer und ich gebe einem Heißhungeranfall nach. Eigentlich lächerlich, aber dafür dass ich seit fünf Monaten nicht gesündigt habe, sind zwei Portionen Pépites à jeweils 30 Gramm und zwei Haferkleiekekse geradezu eine Völlerei. Hinterher ärgere ich mich über mich selbst – auch darüber, dass ich mich ärgere. Ich will keine nervige Zimtzicke sein, die ständig über böse Kalorien jammert. Mit mir soll man auch in Zukunft gerne essen gehen, denn Frauen, die sich nur über ihr Gewicht definieren, finde ich schrecklich. Bin ich jetzt etwa selbst so eine? Nein, ich zermartere mir nicht mein Hirn über diese lächerlichen Portionen, sondern bin stolz auf das, was ich schon geschafft habe!

Tag 144

Genial, vielleicht sollte ich doch in absehbarer Zeit meinen Haferkleiekonsum etwas hochschrauben, denn ich habe abgenommen! Fühle mich wie Prinzessin Kate. Nur, dass mein Po nicht so appetitlich aussähe, wenn mir der Rock hochwehen würde.

Die attraktive Gemahlin des englischen Thronfolgers ist so schlank, weil sie ebenfalls auf Dukan schwört.

Statt Größe 38 nach Prinz Georges Geburt, trägt sie nun wieder eine 34. Ob das alles stimmt, weiß ich natürlich nicht. Ist es nun sinnvoll, als ohnehin schon grazile Elfe nach dieser Ernährungslehre zu leben? Weiß ich ebenfalls nicht. Ich weiß nur, dass Prinzessin Kate strahlend schön und kerngesund aussieht und auch ihr Baby wirkt nicht unterernährt.

Die Dukan-Diät ist toll! Noch nie fühlte ich mich trotz rasender Abnahme und komplett neuer Ernährung fitter als jetzt. Ich lerne Kniffe kennen, die mir sonst niemand verraten hat, obwohl ich darum bettelte. Das Revolutionärste in einer extra auf mich zugeschnittenen Ernährungsberatung war die Botschaft, dass Kinderschokolade weniger auf die Hüften schlägt als Milka. Besser wäre es wohl gewesen, wenn ich schon damals gelernt hätte, dass Spiegeleier schlank machen. Wieso sagt einem das kein Mensch?

Tag 145

Von meiner Schreibkrise ist glücklicherweise nichts mehr übrig. Ich arbeite wie eine Irre und habe mir das komplette Wochenende freigeschaufelt, um zwei Tage durchzuschreiben. Allerdings muss ich unbedingt mal wieder vernünftig essen. In den letzten ein, zwei Wochen hatte ich keine Lust auf umständliche Kocherei nur für mich. Darum gab es ständig das Gleiche: Krabben, Eier, Putenfrikadellen, Quark und Aufschnitt. Viel zu wenig Gemüse, viel zu wenig Rohkost. Das alles hängt mir zum Hals raus und darum fahren mein Mann und ich mittags in ein Restaurant. Eine Bekannte von mir bedient uns und ist reichlich irritiert, als ich mein Hähnchenbrustfilet ohne Reis bestelle, dafür aber mit gedünstetem Gemüse ohne Sauce. Den gemischten Salat möchte ich ebenfalls ohne alles haben.

Ich benehme mich wie Sally in „Harry und Sally". *Ich hätte gern den Chefsalat, aber Essig und Öl servieren Sie extra und den Applepie à la Mode. Aber den Kuchen bitte heiß, wenn's geht. Wenn nicht, kein Eis, nur Schlagsahne, aber nur frische. Wenn sie aus der Dose kommt, gar nichts!*

Als ich mich das letzte Mal der Sally-Darstellerin Meg Ryan dermaßen nahe fühlte, saß ich als Teenager mit ihrem Foto in der Hand beim Frisör und wollte wie sie aussehen. Ging natürlich gründlich daneben. Auch heute komme ich meinem Idol nicht näher: Kuchen ist nicht.

Ich glaub, ich tu der Bedienung leid, aber darauf kann ich keine Rücksicht nehmen. *Bring das Futter her, ich schiebe Kohldampf!*

Während wir so auf das Essen warten, bemerkt mein Mann, dass er die Rückenlehne meines Stuhles sehen kann. Das ging vor ein paar Monaten nicht. „Du bist so schmal geworden", sind seine Worte. Schmal.

Der Bergdoktor hat heute eine vermeintlich schizophrene Patientin zu verarzten. Sowohl ihr verzweifelter Verlobter als auch eine erfahrene Neurologin sind sich sicher, dass die junge Schönheit nicht mehr alle Latten am Zaun hat. Doch mein Held Doktor Martin Gruber weiß es mal wieder besser: Die arme Irre ist nämlich gar nicht irre, sondern hat in den vergangenen sechs Wochen zehn Kilo abgenommen, um sich in ein Brautkleid Größe 36 zu hungern. Mangelerscheinung, Magendurchbruch, die ganze Palette und dann diese Stimmen … Ach, Doktor Gruber, Sie wissen, wie wir uns fühlen. Wir sind gar nicht verrückt!

Tag 146

Morgens um acht Uhr zwei Pfannen Putenfrikadellen zu brutzeln, entbehrt nicht einer gewissen Komik. Weil mir mein Ehering viel zu weit geworden ist, mache ich kurzerhand ein Foto des Geschehens und poste es auf Facebook: Rutschender Ehering an Fleischpfanne. Natürlich nehme ich mich gerne auf die Schippe, das gehört zum Programm. Ich kann gut über mich selbst lachen und auch darüber, dass ich nun andauernd Fleisch esse – sonst würde ich solche Dinge ja nicht veröffentlichen. Wer ein bisschen bei mir mitliest oder mich schon länger kennt, weiß außerdem um meine zahlreichen erfolglosen Diät-Versuche.

Ich liebe Tiere und setze mich für ihren Schutz ein, habe bereits ein journalistisches Ressort zum Thema gefüllt und mir damit den Zorn so mancher Anti-Tierschützer eingehandelt. Massentierhaltung ist wahrhaftig nicht schön. Aber Krankheit und Übergewicht sind auch nicht schön. Was soll ich anstellen, wenn wirklich keine Diät, keine Ernährungsumstellung und noch nicht einmal Sport den gewünschten Erfolg bringen? Von mir aus bin ich jetzt ein schlechter Mensch, denn ich konsumiere etwa 250 Gramm Fleisch täglich. Ich kannte weder das verspeiste Rind noch die Pute persönlich und gehöre nicht zu den erstaunlich vielen Menschen, die nur beim Bauern ihres Vertrauens kaufen. Wo leben eigentlich all diese glücklichen Tiere und ihre Halter? Und wer kauft eigentlich das ganze Fleisch, die Eier und Milch in den Supermärkten? Es ist ein Mysterium, das ich gar nicht erst zu klären versuche.

Jeder soll sich einfach an die eigene Nase fassen und ehrlich zu sich selbst sein. Es sind die Wenigsten, die es in der heutigen Zeit schaffen, sich von früh bis spät mit dem Heranholen von frischen und gesunden Lebensmitteln zu beschäftigen. Diejenigen genießen wirklich meinen vollen Respekt. Ich finde es toll, wenn man seinen eigenen Garten beackert, Hühner, Schafe und Gänse versorgt, täglich fünf ausgewogene Mahlzeiten zubereitet, den Kindern bei den Hausaufgaben hilft, nebenbei eine eigene Arztpraxis führt und dann auch noch schlank ist! Leider bin ich ganz anders drauf. Ich kaufe im Super- und nicht auf dem Wochenmarkt ein, fahre ständig Auto und bestelle Socken bei Tchibo, statt sie selbst zu stricken.

Man fragt sich: Was geht in den Leuten vor, die unter ein humorvoll gepostetes Frikadellenfoto schreiben, dass sie sich konsequent pflanzlich ernähren? Obwohl sie inzwischen wissen, warum und womit ich meine Diät durchführe, fühlen sich einige Leute dazu berufen, auf das unverzichtbare Obst hinzuweisen und natürlich darauf, dass sie als Vegetarier oder gar Veganer viel gesünder und schlanker als alle anderen zusammen sind. Wie kann man nur so militant und nervig sein? Ich verstehe das nicht. Ich war krank und jetzt bin ich gesund. Ich war dick und bald bin ich normalgewichtig. Mehr gibt es dazu nicht zu sagen – wem es nicht gefällt, der soll sich einfach auf sein Tofu konzentrieren.

Tag 147

Nichts Neues: Das Diät-Thema begegnet einem überall. Seit ich dieses Buch schreibe und dafür recherchiere, ist es noch viel schlimmer mit der Dauerbeschallung in Sachen Übergewicht. Gestern zum Beispiel haben mich gleich zwei Dinge schockiert. Zum einen wurde in der „Bild“ über Susanne Fröhlich gelästert, die ihre superschlanke Yoga-Figur augenscheinlich wieder los ist. Hätte sie sich bloß besser kontrolliert, so wurde geunkt, dann wäre das nicht passiert. Zuvor hatte Susanne Fröhlich nämlich behauptet, dass sie ganz ohne Diät und Aufpassen quasi nebenbei abgenommen habe. Nun erntet sie also wieder einmal Hohn und Spott.

Mir wird ganz anders bei der Vorstellung, dass man über mich derartig herziehen könnte. Ich sehe mich schon in unvorteilhafter Pose und mit Doppelkinn hinter meinem Messestand stehen, von fiesen Paparazzi fotografiert. In der Hand halte ich stolz mein Buch, auf dem ich kackfrech behaupte, dass ich auch schlank kann. Dazu in dicken Lettern die Worte: „Frau Wendt, kaufen Sie sich einen Spiegel!" Oh-oh.

Abends quälte ich mich durch mehrere Stunden „Extrem schwer". Gequält habe ich mich nicht deshalb, weil es so schlecht gemacht war, sondern weil ich mit dem jungen Mann litt, der innerhalb eines Jahres sagenhafte 101 Kilo abnahm. Hut ab vor dieser Leistung! Wie groß muss der Leidensdruck gewesen sein, sich derart zur Schau stellen zu lassen und nicht nur Lob und Bewunderung für die erbrachte Leistung zu ernten, sondern gewiss auch fiese Sticheleien?

Auf einmal stehen wir auf der anderen Seite, wir erfolgreich Erschlankten. Ich bekomme inzwischen so viel Bestätigung wie seit Jahren nicht mehr. „Du siehst toll aus!" „Respekt, Kirsten, großartig!" „Du hast dich ja halbiert!" Wo ich auch hingehe, ständig treffe ich jetzt auf Leute, die mich mit Lob überschütten. Und dann fangen manche von ihnen an, über andere Dicke zu kichern. „Hast du schon Lisa Mustermann gesehen? Die hat vielleicht zugenommen! Heftig! Das hast du jetzt ja hinter dir!" Dabei klopfen sie mir auf die Schulter, erwarten, dass ich mich mitfreue. Doch meine Freude wiegt nur wenig – ich bin immer noch die gleiche Person. Eine, die sich zwar äußerlich, aber nicht innerlich verändert hat. Im Herzen werde ich immer zu den Moppels gehören, das wird mir Tag für Tag klarer.

Tag 148

Pling! Es ist so weit, ich habe meinen Ehering beim Spazierengehen verloren. Gott sei Dank bemerke ich es sofort und fische den Ring aus dem Gras. Vorsichtshalber setze ich ihn mir anschließend auf den Mittelfinger, denn auf dem Ringfinger ergibt es einfach keinen Sinn mehr.

Seit Tagen nervt mich das Gerutsche schon. Heute fahre ich deshalb in die Stadt, um den Ring enger machen zu lassen. Vor etwa 15 Jahren ließ ich ihn weiten, denn zuvor hatte ich ihn bei einer Operationsvorbereitung nur unter größten Mühen vom Finger bekommen. Nun also alles retoure. Beim ersten Juwelier erfahre ich, dass das nicht so einfach geht. „Das ist ein Tricolor-Ring der Firma Wempe. Es könnte passieren, dass wir die Innenringe aus Versehen zerstören, also sollten Sie den Ring besser einschicken."

Hm, ich bin ratlos – wer weiß, ob ich noch weiter abnehme. Mal den Gatten fragen. „Schatz, ich könnte ja auch einfach einen Vorsteckring kaufen, der den Ring am Rutschen hindert!" „Billiger Trick. Nichts da, der Ring wird verkleinert. Geh zum Nobel-Juwelier, der kann das bestimmt. Wenn es 100 Euro kostet, dann ist es eben so. Es handelt sich schließlich um das wichtigste Schmuckstück!"

Wie rührend, dass er sentimental wird. Mutig gehe ich zum ersten Juwelier am Platz und studiere die Auslagen. Ich erleide einen kurzen Herzstillstand, als ich sehe, dass eine traumhafte Swarovski-Kette mit einem Schild versehen ist, auf dem 85 steht. 85 Euro? Haben die Ausverkauf oder was? Daneben liegen weitere Stücke der Marke, allesamt mit verdächtig niedrigen Ziffern versehen. Ich bin so doof – das sind bloß die Kennziffern, damit man im Laden nach dem Preis von Nummer 85 fragen kann. Schade eigentlich.

Immerhin kann man mir hier meinen Ring verkleinern. „Sie haben sehr zierliche Finger!“ Ja, ich weiß. Das einzig Zierliche an mir waren schon immer die Hände. Von 54 auf 51 ist mein Ringfinger geschrumpft; das Ring-Stauchen wird etwa 35 Euro kosten und dauert ein paar Tage. Hatte mein Mann nicht etwas von 100 Euro gefaselt? Schönzurechnen erscheint mir gerade absolut angebracht.

Mein sehnsüchtiger Blick auf den derzeit so modernen Roségold-Schmuck entgeht der Dame des Hauses nicht. „Diese Kette würde sehr gut zu Ihrem Ehering passen, da ist auch Roségold drin!“ Sie hat ja so recht, aber ich bleibe standhaft. Man muss nur lange genug warten, dann wird alles wieder modern.

Das findet auch mein Mann, der mir zu Hause empfiehlt, auf dem nackten Ringfinger den Tricolor-Ring zu tragen, den er mir zur Geburt unseres ersten Kindes geschenkt hat. Der war mir doch schon damals fast zu eng, denke ich noch so, ich muss mal wühlen, wo der überhaupt ist ... Stecke ihn auf. Passt. Ich lächle still in mich hinein.

Tag 149

„Deine Hose ist zu groß, Mama“, sagt meine Tochter. Klasse, da muss ich meiner wiedergeborenen Shoppingleidenschaft schon wieder frönen! All die Dinge, die ich jahrelang nicht getan habe, hole ich jetzt nach. Es scheint, als ob ich den Frauenspaß der vergangenen zwei Jahrzehnte nun doppelt und dreifach aufholen will. Nicht, dass der Eindruck entsteht, ich habe all die Zeit überhaupt nicht konsumiert – so ist es nun auch nicht. Aber meistens kaufte ich

Kinderklamotten, Wohnaccessoires oder Küchengeräte. Kleidung, Schuhe oder Schmuck für mich bedeuteten mehr Notwendigkeit denn Spaß.

Leider geht die ganze Sache ziemlich ins Geld, sodass ich vorerst auf Billigmarken zurückgreife. Ich bin ganz begeistert von den superstretchigen Skinny-Jeans von H&M, die derzeit auf 15 Euro reduziert sind. Grau, blau, schwarz, alles meins! Am besten ist, dass ich mir ständig kleinere Größen kaufen muss. 48 kann weg. 46 kann weg. 44. Ich trage enge Jeans von H&M in 44. Unfassbar!

***

„Wahnsinn, Kirsten, wie machst du das? Verrat mir das Geheimnis!"

Ich kann kaum noch zählen, wie oft mir diese Frage gestellt wird. Die meisten Menschen reagieren erschrocken, wenn ich ihnen so knapp wie möglich zusammenfasse, wie ich mich ernähre. Eine typische Unterhaltung verläuft wie folgt:

„Mit einer Eiweiß-Diät."

„Ah, abends keine Kohlenhydrate, oder? Das habe ich auch schon gemacht und fünf Kilo abgenommen. Allerdings ist alles wieder drauf, seitdem ich wieder normal esse."

„Nee, nicht nur abends. Ich esse hauptsächlich Proteine. Dukan-Diät heißt das."

„Hab ich ja noch nie gehört. Oh Gott! Ist das schwer? Sag doch mal genau, wie das geht!"

Immer wieder tappe ich in die Falle und versuche, die Diät kurz zu skizzieren.

„Das ist nicht ohne, denn ich esse viel tierisches Eiweiß, also Geflügelfleisch, Rind, Fisch. Dazu noch

Magermilchprodukte. Plus jeden zweiten Tag Gemüse und Rohkost."

„Und Obst? Wann isst du denn Brot und Kartoffeln? Das könnte ich nicht! Ich muss ja auch nur etwa sieben Kilo abnehmen! Schreib mir doch mal bitte kurz auf, was du genau isst!"

„Das ist ein bisschen schwierig, ich würde dir empfehlen, das Dukan-Buch zu kaufen, denn ohne geht es nicht. Es ist ein umfangreiches Konzept, das man verinnerlichen muss, um es zu verstehen."

„Nee, das brauche ich nicht, nur so, was du heute zum Beispiel isst."

Ich erlebe Gespräche dieser Art mehrmals die Woche und finde sie etwas anstrengend. Abnehmen wollen alle, etwas dafür tun aber nicht. Aber ich muss genauso recherchieren wie sie, mir geht ebenfalls viel Zeit dafür flöten. Hinzu kommen von einigen Personen Belehrungen, dass man ja auch „normal Low Carb" machen könne. Warum ich denn das nicht machen würde – schließlich sei erwiesen, dass Nüsse und Fette gut sind und man damit klasse abnähme.

Tja, liebe Leute, die Antwort lautet: Weiß ich doch nicht! Ich bin ganz zufällig bei der Dukan-Diät gelandet und sie hat mir zu einem neuen, gesünderen und besseren Leben verholfen. Das bedeutet aber nicht, dass ich die anderen Low-Carb-Diäten schlecht finde. Für mich ist Dukan super und es gibt einfach keinen Grund, warum ich all die anderen Diäten auch ausprobieren sollte. Mich sprach zum Beispiel von Anfang an in meinem Ratgeber an, dass ich keinen Sport treiben muss. Man soll sich täglich schnell gehend fortbewegen, dafür gibt es auch Zeitangaben. Außerdem statt des Fahrstuhls die Treppe benutzen. Aber Sport, so steht es in meiner Diät-Bibel geschrieben, ist nun mal für viele sehr Übergewichtige ein zusätzlicher Stressfaktor. Harte Diät UND Sport, das ist einfach zu viel der Herausforderung und wird daher häufig abgebrochen.

Das ist nur eine der charakteristischen Schilderungen einer typischen adipösen Frau, in der ich mich komplett wiederfinde. Was aber nicht bedeutet, dass es allen anderen auch so gehen muss. Ich wäre sehr gerne sportlich, aber in diesem Leben wird das nichts mehr mit uns. Gehen, Schwimmen, Aqua Fitness, mehr ist bei mir nicht drin und ich habe auch keine Lust mehr auf die Verbiegung meines Ichs.

Niemand ist auch nur ansatzweise verpflichtet, mir das nachzumachen. Ich bin einfach davon überzeugt, dass es den meisten Menschen mit ernsthaften Gewichtsproblemen helfen kann, denn ich bin das beste Beispiel dafür, dass es mit diversen anderen Diäten nicht geklappt hat – darum empfehle ich Dukan, was nicht bedeutet, dass ich von anderen Diäten abrate. Ich bin kein Ernährungsexperte und auch kein Arzt, ich bin eine ganz normale Frau.

***

Tag 150

Dass ich in anderthalb Monaten mit einer 7 vorne auf der Waage nach Florida fliegen werde, ist für mich ein Wunder. Ich kann nicht aufhören mich zu freuen und würde Herrn Dukan gerne lauter Dankesbriefe schreiben. Vielleicht tut es aber auch ein Buch.

Anfangs hatte ich noch solche Angst vor dem Florida-Urlaub. Davor, wie ich bei unseren nahezu täglichen Restaurantbesuchen nur all den kalorienreichen Versuchungen widerstehen soll.

Inzwischen freue ich mich sogar genau darauf: Jede Menge Fisch und Steaks, das ist doch super! Die erste brauchbare Ernährungsumstellung meines Lebens ist nicht nur effektiv, sondern brennt sich offenbar endlich auch in mein Innerstes ein.

Tag 151

Ich würde so gerne mal wieder Chips essen. Die Abende sind immer noch am Schwersten, immer noch kämpfe ich ab 17 Uhr mit dem inneren Schweinehund, der mich an die köstlichsten Versuchungen erinnert. Mein Mann fragt mich rücksichtsvoll, ob ich was dagegen habe, wenn er beim „Tatort" etwas nascht. Nee, habe ich nicht. Ich hätte nämlich genau solchen Appetit auf Schokolade, Cracker und Pringles, wenn ich das Zeug nicht sehen würde. Mir ist es egal, ob es überall im Haus herumliegt, denn die Lust darauf spielt sich in ohnehin in meinem Kopf ab. Tagsüber ist es nicht schlimm, bis 15 Uhr sogar ein Kinderspiel. Aber dann wird es stündlich schlimmer, bis ich um 22.30 Uhr frustriert ins Bett gehe.

Tag 152

Alle quatschen mich jetzt auf die Abnahme an. Meine Kinder werden von ehemaligen Arbeitskollegen angesprochen. Mein Mann von Nachbarn … Ich bin Gesprächsthema. Das ist ein schönes und zugleich komisches Gefühl. Seit einer halben Ewigkeit laufe ich das erste Mal wieder knallrot an, als mir während einer abendlichen Geburtstagsfeier ein Bekannter Komplimente macht und meinen Mann fragt, ob er eine neue Frau hat. Mit dessen Frau rede ich viel über die Diät, denn sie ist total genervt von ihrer eigenen Zunahme. Wie gut ich das kenne, aber wie sehr es mich freut, dass es Leute wie sie gibt, die sich ehrlich mitfreuen können. Es gibt auch andere, die ein bisschen mit dem Kopf schütteln. „Bevor ich mich so einschränke und überhaupt nichts mehr essen darf, bleibe ich lieber wie ich bin“, sagen manche.

Es fällt mir ungewohnt schwer, das richtige Maß an Kommunikation zu finden, dabei ist Smalltalk eigentlich mein Spezialgebiet. Doch jetzt erkenne ich mich manchmal selbst kaum wieder. Zehn Leute stehen um mich rum, eine Person fragt bewundernd, wie ich das gemacht habe. Ich weiß nicht, ob ich gleich die ganze Methode erläutern soll oder was mein Gegenüber hören will. Zumal alle andere aufmerksam zuhören und mich von oben bis unten mit Blicken taxieren. Neugierde, Bewunderung, Erstaunen liegt in den Augen, selten Missgunst. Vielleicht täusche ich mich auch.

Auf einmal bin ich unsicher, was überhaupt nicht meiner sonstigen Art entspricht. Ich versuche es mit einer kurzen, lachend vorgetragenen Antwort: „Mit einer Eiweiß-Diät.“ Doch das reicht meinem Gesprächspartner verständlicherweise nicht aus. Ich muss es deutlicher erklären und mache das zum tausendsten Mal. Immer wieder wird nachgehakt, immer wieder bremse ich mich selbst aus. Ich will nicht nerven, kein Diät-Missionar sein.

Ein paar Leute wenden sich irgendwann ab. Hoffentlich bin ich jetzt nicht so wie jene Ex-Raucher, die alles und jeden in Grund und Boden sabbeln mit ihren Wundergeschichten. Beim nächsten Mal antworte ich doch wieder knapper. Eines Tages schleppe ich einfach immer ein paar Taschenbücher mit. „Steht alles in meinem Buch“ sage ich dann und reihe mich ein in die lange Riege der fürchterlichen Talkshow-Gäste mit ihren Büchern in der Hand. Bah, so wollte ich nie werden, aber möglicherweise ist die peinliche

Marketing-Methode all der Promis auch nur aus der verschämten Erklärungsnot geboren.

Mir kommt die Behauptung in den Sinn, dass Dicke sich einen Schutzpanzer anfuttern, damit niemand ihnen wehtun kann. Hm. War das bei mir auch so? Ich komme zu keinem Ergebnis, denn ich fühlte mich kugelrund durchaus verwundbar. Andererseits denke ich schon, dass viele Übergewichtige sehr sensible Menschen sind, die im wahrsten Sinne des Wortes alles in sich hineinfressen. In mir steckt dieselbe Kirsten wie vor 32,6 Kilo. Ich sehe anders aus, fühle mich wie neugeboren – und doch hat sich kaum etwas geändert. Ist das jetzt ein Widerspruch in sich? Hatte ich gar nicht zufällig zu viel auf den Rippen, sondern all die Pfunde spiegelten mein Seelenleben wider und waren logische Konsequenz? Und womit zeige ich mein Inneres jetzt, da meine schützende Hülle Kilo um Kilo schmilzt?

Tag 153

Mein Mann kann sich nicht an mir sattsehen. Ich wiederhole mich, aber er wiederholt sich auch. Er freut sich sehr für mich und bestimmt auch für sich.

Dass ich schon wieder Migräne habe, versetzt mich in leichte Panik. Es ist kein schwerer Anfall, aber drei Triptane brauche ich trotzdem. Seit Monaten habe ich starke Schmerzen in der linken Schulter und im Nacken. Beim Arzt war ich auch schon, aber so richtig was machen kann man außer Physiotherapie nicht. Immer wieder übernehme ich mich beim Schwimmen und dann geht der Mist von vorne los. Da bin ich schon mal sportlich aktiv und dann so was.

Mir passt nichts mehr. Vom Schlüpper bis zum Nachthemd, vom Sommerrock bis zum Cardigan – es ist einfach nichts mehr da.

Außerdem weiß ich nicht, welche Größe ich jetzt benötige. In den Geschäften stehe ich wie eine Doofe und nehme drei Varianten mit in die Umkleidekabine. Es ist so ungewohnt, wenn man plötzlich nicht mehr „Haben Sie das auch eine Nummer größer?" flüstern muss, sondern feststellt, dass man es gerne etwas kleiner hätte.

Meistens bestelle ich der Einfachheit halber online, aber was heißt schon einfach … Da ist es noch schwerer. Ich verschätze mich andauernd und ordere deshalb aus alter Verbundenheit bei Ulla Popken, wo ich bei der kleinsten verfügbaren Größe angekommen bin. Lange kann ich das also nicht mehr machen und seltsamerweise mischt sich in das Gefühl der Freude ein klitzekleines bisschen Wehmut. Ich bin bald offiziell keine Dicke mehr, denn bei Popken geht es ab Größe 42 los. So viele Jahre hat mir dieses Label Schutz und Halt gegeben. Zwischen all den Riesengewändern in gedeckten Farben fand ich in fast jedem Katalog eine Perle, die ohne Pailletten und anderes Gedöns auskam.

Ich muss mich umorientieren und weiß nicht so recht, wo ich anfangen soll. Viel zu lange war ich nur die Begleiterin meiner Tochter und wäre nicht im Traum darauf gekommen, dass ich eines Tages in den gleichen Läden wie sie einkaufen könnte. Außerdem bin ich zwanzig Jahre älter geworden, seitdem ich zuletzt in normalen Abteilungen geshoppt habe. Irgendwie bin ich aus der Übung gekommen und vertage den großen Rundumschlag auf die Zeit in Florida, wo ohnehin vieles günstiger ist.

Tag 154

Die Retoure-Sendungen stapeln sich im Vorflur, denn ich verschätze mich immer noch mit den Größen. Ich brauche unbedingt zwei kurze Hosen für Disneyworld in einem Monat, denn direkt nach unserer Ankunft dort geht es los ins größte Vergnügen der Welt. Wir werden sechs Tage bei extremer Hitze durch die Gegend rennen. Eitelkeit in Orlandos Themenparks ist absolut unangebracht und somit scheiden Röcke aus. Einmal habe ich das in der Vergangenheit gemacht und danach die Nacht mit einer Bepanthen-Orgie verbracht.

Ich sehe in Bermudas wirklich bekloppt aus, aber es hilft ja nichts. Doch alle Online-Bestellungen fallen zu groß aus. Ob das wirklich nur daran liegt, dass ich bei den Übergrößen schaue, wo alles großzügig ausfällt? Kurzentschlossen fahre ich in ein Kaufhaus in der Nähe, das mit einer Muddi-Bekleidungsabteilung ausgestattet ist. Nach der zehnten Hose und dem fünften Rock kapiere auch ich es: Ich bin bei Größe 42 angekommen. Das ist so unfassbar, dass ich es kaum glauben kann. Ende Januar trug ich noch 52.

Die anprobierten Klamotten sehen alle doof aus, aber ein Trägertop für 7,95 Euro nehme ich trotzdem mit. In zwei Wochen gehe ich in vernünftigen Läden einkaufen, da werde ich dann auch Shorts finden. In 42.

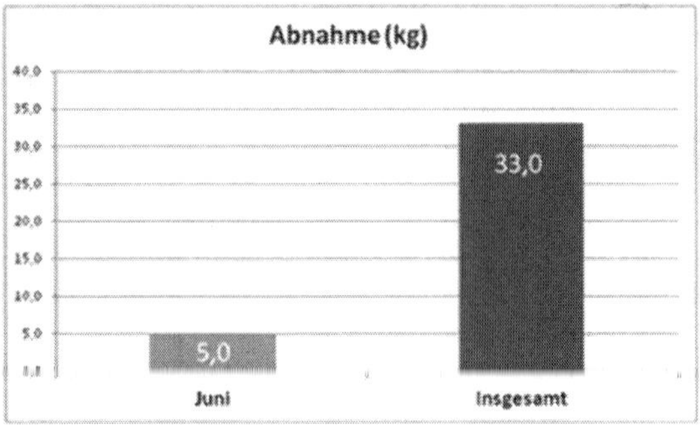

7
Juli

Meine Pläne für die erste Schlemmermahlzeit nach Erreichen der dritten Phase wechseln stetig: „Als Erstes esse ich ein Vollkornbrötchen mit Gouda!“ „Als Erstes esse ich einen Krokantbecher aus der Eisdiele!“ „Als Erstes esse ich eine Handvoll Pommes zum Steak!“ „Als Erstes esse ich einen Milka-Weihnachtsmann!“ Vermutlich mache ich nichts von all dem.

Überhaupt werde ich einiges anders machen, als es im Dukan-Buch vorgegeben ist. Ich will nämlich unbedingt wissen, welche Lebensmittel oder Zusätze mir Migräne bereiten. Früher habe ich auch schon häufig Ernährungstagebücher deshalb geführt, doch es kam nie etwas dabei heraus. Kein Wunder, denn ich habe mich noch nie dermaßen reduziert ernährt wie jetzt. Vielleicht ist es der Zucker, vielleicht ist es Weißmehl, möglicherweise vertrage ich keinen Fruchtzucker … Ich habe keine Ahnung und werde daher die einzelnen Lebensmittel sehr langsam wieder einschleichen und genau Buch führen.

Täglich Brot wird es bei mir sowieso nicht mehr geben, genauso wenig wie die dauernde Kartoffel-Futterei, die für mich zuvor völlig normal war. Das Umdenken hat funktioniert und ich bin einfach nur froh darüber. In den Internetforen gibt es viele Mitglieder, die sich über die Zunahme nach „Beendigung“ der Diät beschweren, aber ich glaube, dass sie die dauerhafte Umstellung nicht durchziehen. Ging mir ja früher nie anders – nach der Diät verfiel ich in alte Muster und fraß mir alles doppelt und dreifach wieder an. Pierre Dukan hat seine Diät ursprünglich für sehr stark Übergewichtige entwickelt, die deshalb monate- und teilweise jahrelang in der zweiten Phase stecken. Für jedes abgenommene Kilo rechnet man in der dritten Phase zehn Tage ein, was bedeutet, dass ich bereits jetzt 330 Tage mit dem Halten des Gewichts beschäftigt sein werde. Wer mindestens zwei Jahre lang so streng nach den Regeln lebt, hat sich vermutlich sehr viele Ernährungsgewohnheiten antrainiert, die dann in der vierten und lebenslangen Phase fest verankert sind. Ich bin davon überzeugt, dass ich es schaffe und nicht wieder zunehme, denn noch einmal tu ich mir all den Kummer und die Mühen nicht an. Außerdem weiß ich jetzt endlich, was ich essen kann ohne zuzunehmen.

Bis jetzt glaube ich, dass ich später hauptsächlich am Wochenende genießen werde. Ich freue mich unglaublich auf Brötchen beim Frühstück und Naschereien am Abend und nehme mir vor, dass es so was zukünftig samstags oder sonntags gibt. Dafür verzichte ich dann hoffentlich gerne auf sahnige Aufläufe und Salamibaguettes innerhalb der Woche. Zusätzlich werde ich viel mehr Gemüse als jetzt essen und nur noch einen reinen Eiweißtag in der Woche vornehmen – ganz so, wie es der Ratgeber auch vorsieht.

***

Tag 155

Heute stehen gleich zwei Geburtstagseinladungen an und ich hoffe, dass ich um ausführliche Erklärungen herumkomme, warum ich weder Alkohol trinke noch Schnittchen esse. Das ist immer ganz schön lästig und ich ahne, was da weiterhin auf mich zukommt. Viele Leute sagen mir, dass sie niemals im Leben auf Alkohol verzichten könnten, was mich extrem wundert. Das ist für mich nun wirklich das geringste Problem.

Immerhin habe ich jetzt kein Klamottenproblem mehr, denn es macht wieder Spaß sich aufzuhübschen. Übernächste Woche starte ich den finalen Einkauf für Florida, denn mir fällt immer mehr ein, was mir noch alles für den Urlaub fehlt: Zwei Röcke, zwei kurze Hosen, eine bequeme Hose für den Flug, ein Strandkleid … Gut, dass mein Mann so begeistert von meiner neuen Figur ist, sonst würde er meine Ausgaben betreffend wohl langsam streiken.

Tag 156

Ich solle Vorher-Nachher-Fotos in dieses Buch packen, vielleicht sogar auf die Cover-Rückseite, empfiehlt mir eine Kollegin. Oh Gott, wirklich? Ich starte einen weiteren Versuch und gucke mir die wenigen Aufnahmen von mir an, die ich nicht sofort gelöscht oder zerrissen habe. Hätte ich die mal besser auch vernichtet! Wie sah ich denn aus? Das geht gar nicht, ich kann es immer noch nicht ertragen. Mein Mann versucht mich des Weiteren zu überreden, mir endlich mal meinen Fernsehbeitrag vom letzten Sommer anzuschauen. „Das muss doch total klasse für dich sein, wenn du die Veränderung ganz deutlich siehst! Dir wird es gut tun!“ Nein, kann ich ebenfalls nicht. Ich möchte sofort an etwas anderes denken.

In der Nacht gibt es kein Entkommen. Ich träume, dass ich im Badeanzug vor laufender Kamera sitze. Obwohl ich mich nicht sehen kann, fühle ich mich schrecklich. Mir läuft der Schweiß in Strömen am Körper herunter und ich möchte schreien. Das grelle Licht blendet mir direkt ins Gesicht. Hilfe! Dann kommt eine neue Traumsequenz, in der ich am Küchentisch sitze und Milky Ways in mich reinstopfe.

Heulend futtere ich die tröstende Schokolade und bemerke erst nach dem vierten oder fünften Riegel, dass ich das ja gar nicht essen darf! Vor Schreck wache ich auf und muss mich kurz orientieren … Gott sei Dank, nur geträumt. Ich habe kein Milky Way gegessen. Aber ich würde es jetzt sehr gerne tun.

Tag 157

Laufen, laufen, laufen. Ich marschiere immer schneller durch die Botanik, fühle mich beschwingter und die Oberschenkel reiben beim Gehen nicht mehr so stark aneinander, wie ich es von früher kenne. Wie Forrest Gump laufe ich mit ausdruckslosem Gesichtsausdruck durch Wälder, über Feldwege, an der Weser vorbei und wieder zurück. Laufen, laufen, laufen. Run, Kirsten, run!

Tag 158

79,6 Kilo. Ich habe darauf spekuliert, gestern auch etwas gehungert, aber trotzdem kommt mir diese Zahl so surreal vor, dass ich mich gar nicht so freuen kann, wie ich mir das zuvor ausgemalt hatte.

Jetzt bin ich ein RTLII-Gucker. Ich habe mir zum zweiten Mal „Extrem schwer" reingezogen. Dieses Mal lässt sich die 31-jährige Agnes dabei zusehen, wie sie 70 Kilo abnimmt. Genauso viel hatte sie schon einmal abgenommen, sich sogar zurechtoperieren lassen – doch dann kam alles wieder drauf. Frustessen, persönliche Probleme, zwei Kinder ...

Zwar ist vieles ganz anders als bei mir, aber vieles auch nicht. Sie sieht sogar ein bisschen aus wie ich, ist allerdings wesentlich sportlicher. Überhaupt ist der Weg zum Ziel in dieser Sendung sehr sportiv. Was bin ich froh, dass ich das nicht auch noch machen muss, mir reichen meine Gewaltmärsche vollkommen. Immer noch habe ich viel zu wenig Zeit zum Arbeiten, ständig muss ich mich um Nahrungsbeschaffung und -zubereitung – und das auch noch alles doppelt – kümmern.

Seit Wochen sind die Pépites im Dukan-Shop nicht mehr erhältlich und bald bin ich diesbezüglich im Notstand. Es blieb mir gar nichts anderes übrig, als mir Aromen zu bestellen. Im Netz habe ich eine günstige Bezugsquelle hierfür gefunden und heute den ersten Versuch mit Haferkleie, Ei, Süßstoff und Karamell-Aroma gestartet. Na ja, geht so. Da muss mehr Geschmack rein, morgen startet der nächste Anlauf.

***

Nicht nur ich sage immer wieder die gleichen Dinge – auch andere Frauen sind nicht besser. Nachdem ich im ersten Begeisterungssturm bewundernd auf meinen Erfolg angesprochen werde, folgen garantiert diese

10 Sätze, die ich immer wieder während meiner Diät gesagt bekomme:

Das Problem wird das Halten sein.

Und was ist mit der überschüssigen Haut?

Das könnte ich nicht.

Man soll sich ausgewogen ernähren, einfach von allem etwas und in Maßen.

Wie, ohne Kartoffeln und Brot? Was isst du denn dann?

Gaby Mustermann hat ja alles wieder drauf.

Ich kann solch eine Diät nicht machen, weil ich Diabetes/Nierensteine/chronischen Durchfall habe.

Da kriegt man doch einen Eiweißschock!

Kannst du mir das mal kurz aufschreiben, du kennst dich ja jetzt damit aus!

Eine Ausnahme wirst du doch wohl machen dürfen.

Tag 159

Das nächste Müsli-Rezept kommt dem geplanten Ergebnis wesentlich näher. Dieses Mal vermische ich Haferkleie, Weizenkleie, Milch, Backpulver, Süßstoff und diverse Aromen miteinander. Schon viel besser.

Tag 160

Viele Leute freuen sich mit mir. Mich macht es froh, dass ich so liebe Menschen kenne. Über eine Aussage muss ich besonders nachdenken. „Das ist wirklich eine große Leistung, die du da vollbringst." Ich versuche es mir selbst zu sagen. Ich leiste etwas, womit man kein Geld verdient, sondern was mich nur zufriedener und gesünder macht. Nur? Ist das etwa nichts?

Immer wieder sage ich mir selbst, dass ich dieses Jahr zum Abnehm-Jahr erklärt habe und meine Arbeit deshalb eben zu kurz kommt. Nun bin ich endlich selbstständig und kann mir zum ersten Mal im Leben diese Freiheit nehmen, aber ich genieße es nicht. Ständig klopft das schlechte Gewissen an und erinnert mich an all die Bücher, die ich endlich fertigschreiben sollte. Es fällt mir entsetzlich schwer so unproduktiv zu sein und beruflich wenig zu leisten. Hinzu kommt der ärgerliche Umstand, dass ein journalistisches Projekt ganz offensichtlich gestorben ist, auf das ich mich sehr gefreut hatte und das auch fest einkalkuliert war.

Wie schön wäre es, mehr Energie zu haben, mit vier Stunden Schlaf auszukommen und nicht auch noch ständig darauf achten zu müssen, keine Migräne zu bekommen. Neben privater Belastungen, die nicht gänzlich abgerissen sind, fordert mich Dukan ganz schön und bringt mich an meine Grenzen. Doch, ich leiste etwas, ich weiß es ja. Dennoch gehört Geduld nicht zu meinen Stärken und ich würde schrecklich gerne wieder normaler leben und mit geschriebenem

Output glänzen, statt einen auf geläuterte Diät-Fanatikerin zu machen.

Um mich selbst zu beruhigen, sage ich mir, dass ich meine neue Figur brauche, bevor ich berühmt werde. So fett wie ich war, standen Lesereisen und Pressetermine für mich nicht zur Debatte. Auch lokal bin ich noch überhaupt nicht in Erscheinung getreten und fand es bisher sehr angenehm nur via Internet zu kommunizieren. Dass ich mit schlankerem Körper selbstbewusster bin, offenbart vermutlich die Schlichtheit meines Gemüts.

Tag 161

Mein Sohn verwechselt mich mit meiner Tochter, als ich am Wohnzimmer-Schreibtisch sitze. Das ist mal richtig klasse, denn sie ist schlank.

Tag 162

Doktor Pierre Dukan will mit mir telefonieren – ich bin aufgeregt, glücklich und zuversichtlich. Wie passend, dass er heute Geburtstag hat, da kann ich ihm gleich gratulieren. Und danken werde ich ihm, denn er hat mir mein altes Leben zurückgegeben. Ja, ich weiß, das klingt sehr pathetisch, aber wenn es doch so ist? Es kommt mir vor, als hätte ich jahrelang unter einer Käseglocke gelebt. Gedeckelt, eingeengt, um meine Freiheit beraubt. Pierre Dukan hat mich in den Menschen zurückverwandelt, der ich mal war.

Seit gestern plane ich zusammen mit einem alten Schulfreund ein Klassentreffen. Schon ewig geistert das in diversen Köpfen herum und ich hätte mich vermutlich auch dick zum großen Wiedersehen getraut. Vielleicht auch nicht. Fest steht, dass ich mich nun viel mehr darauf freuen kann, als ich es noch vor wenigen Monaten gekonnt hätte. Es ist spannend, die Leute ausfindig zu machen, von denen man zum Teil seit 25

Jahren nichts gehört hat. Was wohl aus allen geworden ist?

Tag 166

Ich komme gerade vom Schwimmen, als ich das Telefon klingeln höre, doch ich schaffe es nicht rechtzeitig ranzugehen. Komische Vorwahl, denke ich noch … „Dein Handy hat gerade vibriert", sagt mein Sohn. Klar, wenn ich es ein einziges Mal auf lautlos gestellt habe! Es ist dieselbe Nummer wie eben. Das ist die Vorwahl von Frankreich! Mein Herz schlägt schneller und ich sammle mich ein paar Sekunden. Dann rufe ich ihn zurück. Pierre Dukan ist sofort dran und binnen weniger Minuten bin ich verzaubert von der Freundlichkeit und dem offenen Wesen des klugen Mannes.

Das Telefonieren gehörte jahrelang zu meinem Beruf; darum achte ich sehr auf Stimmen und merke, ob jemand aufmerksam zuhört und begeistert erzählt oder mit seinen Gedanken ganz woanders ist. Pierre Dukan ist komplett bei mir, stellt viele Fragen, hakt interessiert nach, wenn mir vor lauter Aufregung wichtige Vokabeln fehlen. Er ist so sympathisch! Ich kann es kaum fassen, dass ich ihn wirklich selbst an der Strippe habe und er genauso rüberkommt wie in seinen Büchern. Er lobt mich wegen der Abnahme, macht viele Scherze und erklärt mir medizinische Zusammenhänge. Ich habe hier einen Arzt am Apparat, einen Menschenfreund und meinen ganz persönlichen Glücksbringer – das ist einfach großartig.

Als es um mein Buch geht, ist er total begeistert. Hoffentlich ist das kein Traum. Gerne möchte Herr Dukan mein Projekt unterstützen. Wenn ich will! Das muss man sich mal vorstellen – natürlich will ich! Ich sage etwa tausendmal „merci, thank you, danke schön" und benehme mich vermutlich wie der letzte Depp. Nach etwa zwanzig Minuten ist das Gespräch vorbei. Für den Rest des Tages bekomme ich mein seliges Grinsen nicht mehr aus dem Gesicht.

Weight Watchers hat Kati Witt, Slim Fast hat Harry Wijnvoord, Yokebe hat Udo Walz und Dukan hat mich. Nachts träume ich von einem Treffen mit Kates und Pippas Mutter. Irgendwo hab ich gelesen, dass man Mama Middleton mitunter von hinten mit ihrer Tochter verwechselt. Fühlte mich nie königlicher als jetzt!

Tag 167

Ich brauche ein Ganzkörperfoto. Oh Gott. Gibt es etwas Schlimmeres für mich, als zum Fotografen zu gehen? Viel fällt mir da wahrlich nicht ein. Ich finde mich wirklich gar nicht schön auf Fotos. Die wenigen Momente des Jahres, an denen die Haare sitzen, das Make-up frisch ist und auch noch die Klamotten stimmen, kann kein Fotograf dieser Welt einfangen. Außerdem gucke ich immer so doof. Wenn ich lache, zeige ich meine Vampirzähne. Wenn ich nicht lache, sehe ich noch bescheuerter aus. Ich weiß nicht, wohin mit meinen Händen, stehe da wie ein Trampel und bekomme hektische Flecken am Hals.

Aber es hilft alles nichts – schon lange nervt es mich, dass ich für Interviews und Autorenportraits nur selbstgeschossene Bilder liefern kann. Das ist unprofessionell und stümperhaft, aber ich will doch eine Bestsellerautorin werden. So komme ich niemals in den Schriftstellerhimmel, also suche ich mir endlich einen fähigen Fotofritzen. Einen, der das Gute aus mir herausholt und mich so fotografiert, wie ich mich sehe und vielleicht auch die Leute, die mich mögen. Die wenigen Male, in denen ich bisher vor Fotografen-Kameras stand, glichen nur selten einem Starshooting.

Niemand achtete auf mein schiefes Grinsen, sondern dirigierte meine Hände in spießige Achtziger-Posen. Mir gefällt das nicht, dieses kleinstädtische Atelierflair mit albernen Accessoires und schlecht geschminkten Modellen. Wenn ich mich schon fotografieren lasse, dann soll es auch modern und gelungen sein.

Eine alte Schulfreundin hat einen brandheißen Tipp für mich, denn ihr Bekannter ist sowohl Lehrerkollege als auch Fotograf. Bei dem würde ich mir nicht doof vorkommen und hinterher wären die Bilder großartig. Ich schaue mir die Fotos im Internet an und weiß, dass ich endlich jemanden gefunden habe, dem ich meine Visage zumuten kann.

Tag 168

„Sie haben aber abgenommen!“, staunt eine Arzthelferin. Sie ist begeistert und kann es kaum fassen. Das Leben ist schön! Und ich bin eine oberflächliche Kuh, aber ich genieße diese ständigen Komplimente wie verrückt.

Tag 172

Ein Blind Date mit fünf Frauen - wenn das nicht mutig ist, weiß ich es auch nicht. Einzig Claudia kenne ich persönlich, aber unser letztes Treffen liegt 28 Jahre zurück. Sie ging in meine Parallelklasse und wir hatten damals nur wenig Kontakt zueinander. Vor ein paar Jahren kamen wir über eine gemeinsame Freundin auf Facebook ins Gespräch und stellten fest, dass wir uns ganz schön nett finden. Durch sie lernte ich dann nach und nach weitere Frauen kennen, mit denen ich die Vorliebe für Sprache teile. Nun also unser erstes Treffen in Nierstein am Rhein – niemand von uns kennt alle persönlich; es ist also für jeden ein großes Abenteuer.

Es ist schon morgens sehr warm, als ich mich auf den Weg zu Claudia mache. Von dort aus nimmt sie mich mit gen Süden, weil sie eine viel bessere Autofahrerin als ich ist. Da ich nicht weiß, was ich in an diesen brüllend heißen Sommertagen anziehen soll, packe ich einfach alles ein, was ich habe. Viel ist das ja derzeit nicht, doch die Reisetasche ist trotzdem voll. Dukantaugliche Lebensmittel verstaue ich in einer Kühltasche; Claudia möchte nämlich auch davon essen.

Ach, es ist herrlich! Wir verstehen uns blendend und düsen los. Hin und wieder dem Alltag zu entfliehen, mal nicht Mutter und Ehefrau zu sein, sondern einfach in das alte Ich zu schlüpfen – ich finde das wunderschön und belebend. Spätestens nach drei Tagen gehe ich dann vor lauter Sehnsucht nach zu Hause sowieso fast ein, ich kenne das schon.

Boah, watt heiß! Auf einer Autobahn-Raststätte finden wir ein schattiges Plätzchen und Mutti packt die Köstlichkeiten aus: Eier, Lachs, Putenfrikadellen, Krabbensalat, Paprika, Dip und Haferkleie-Kekse. Wir essen ein bisschen und fahren weiter bis nach Mainz zu Dagmar und gucken uns ihren Arbeitsplatz, das ZDF, an. Alle sind genauso, wie ich sie mir vorgestellt habe; auch Sanne, die etwas später für die Vergrößerung unserer Reisegruppe sorgt. Wir zerfließen vor Geschwitze und schütten das Wasser literweise in uns rein.

Später geht es in Claudias Cabrio offen weiter zum Hotel. Wie Thelma und Louise, aber leider ohne Brad Pitt, cruisen wir am Rhein entlang. Wunderschön! Und dann entscheide ich mich bei vollem Bewusstsein für meine erste Sünde. Fast ein halbes Jahr lang habe ich mir nicht einen einzigen Fehltritt erlaubt und mir viele Gedanken darüber gemacht, welcher Lust ich als Erstes nachgeben würde. Der Lust auf Schokolade? Oder auf Brötchen? Vielleicht doch lieber auf Pommes? Die Entscheidung fällt auf einmal gar nicht mehr schwer. Obwohl ich seit vielen Jahren wegen der Migräne nur selten Alkohol trinke, will ich jetzt sofort mit Claudia, Dagmar, Sanne, Vero und Hildegard mit einem Prosecco anstoßen. Wohl bekomm's!

Wow, schmeckt das göttlich! Ich habe noch nie im Leben so etwas Leckeres zu mir genommen. Ich komme mir vor wie mit 14 und dem ersten Glas Sekt in der Hand. Süß, prickelnd, köstlich – ich muss mich beherrschen, um nicht noch mehr Wonnegeräusche von mir zu geben, als ich es ohnehin schon mache. Wenn mir es mit Prosecco schon so geht, wie wird das dann erst mit Schokolade sein?

Alle sind wahnsinnig nett und offen. Wir kennen uns ja schon aus den Internetgesprächen, aber von Angesicht zu Angesicht ist es trotzdem noch schöner.

Die Speisekarte des Restaurants offenbart unzählige Köstlichkeiten. Keine einzige davon ist dukantauglich. Ich komme das erste Mal seit Beginn der Diät an meine Bestellgrenzen und entscheide mich für Rinderfiletspitzen mit Pfifferlingen in Estragonrahm. Gerne würde ich die Soße abbestellen, aber mir ist mein Diätgetue vor den anderen schon jetzt etwas peinlich. Niemand will mich zu etwas überreden, aber ich komme mir ein bisschen ungesellig vor. Eigentlich nennen wir unser Treffen „Weinwochenende“ – und ich trinke nun aus Vorsicht keinen Wein, habe schließlich noch mit meinem Prosecco zu tun. Nach den orgasmusähnlichen Gefühlen beim Getränk, könnte ich beim Essen schier ausflippen. Die Soße! Aaaaah, genial!

Mal gucken, wie es mir morgen geht. Erstaunlicherweise bin ich gelassen. Der Tag endet genauso herrlich wie er begann und falls ich an diesem Wochenende zunehmen sollte, ist es eben so. Das Leben sollte ich vor lauter Diät nicht komplett vergessen.

Tag 173

Unterm Dach im dritten Stock in Richtung Straße und Rhein ist bei der Hitze nicht wirklich an Schlaf zu denken, aber ich wache ohne Migräne oder andere Befindlichkeiten auf. Alles andere ist mir komplett egal und ich bin einfach nur dankbar. Dankbar, dass ich nette Leute um mich habe, dankbar, dass ich in ein kunterbuntes Sommerkleid passe, ohne eine kaschierende Bluse oder anderweitigen Blödsinn darüber tragen zu müssen. Der Sommer macht einer Ex-Dicken erst so richtig bewusst, wie herrlich verschwundene Pfunde sind.

Ach, wie erfreulich! Ich passe nach dem Duschen wieder komplett unters Hotel-Handtuch. Jahrzehntelang entstand eine klaffende Lücke unterhalb des Busens, wenn ich das weiße Handtuch in Standardgröße um mich wickelte, sodass ich mir schnell noch ein kleines Handtuch davor klemmte. Ist nicht mehr nötig, passt wieder!

Vero und Hildegard wollen später im Rhein schwimmen. Eigentlich fand ich die Idee bisher auch ganz gut und habe entgegen sonstiger Gewohnheiten meinen Badeanzug nicht absichtlich zu Hause vergessen. Aber jetzt ist es mir deutlich zu warm, um kilometerweit im Badeanzug mit Kleid darüber durch die Gegend zu wandern. Dagmar findet, dass ich mich doch auch vor Ort umziehen könne, schließlich habe ich schon einen geräumiges Strandkleid an – ganz so wie die selbstgenähten Frotteehandtuchkleider in den Siebzigern, unter deren Schutz wir uns am Strand in unsere Bikinis verrenkten. Haha, auf mein schönes Kleid lasse ich nichts kommen! Das wird nicht als wandelnde Umkleidekabine genutzt!

Es ist ein Jammer, beim Hotelfrühstück nicht reinzuhauen. Ich beschränke mich auf Lachs und Rührei. Wir gucken uns Nierstein an und überlegen uns, wo wir einen vermögenden Weinbauern für eine Mitreisende auftreiben könnten, die sich unsterblich in den Ort verliebt hat. Er ist aber auch wirklich sehr schön hier! Von meinem Landwirtschafts-Freund Doktor Bauer weiß ich, dass man sich unbedingt nach der Hektar-Anzahl erkundigen muss. Aber wir werden die Hektar-Frage nicht los. Ist sowieso viel schöner ohne Männer dieser Tage. Selbstverständlich rühre ich kein Eis an, sondern schwitze mit Cola Light und literweise Wasser vor mich hin. „Mir ist warm“, stellt Sanne zum gefühlt hundertsten Mal fest und Dagmar singt in Endlosschleife, sobald ein Kahn den Rhein entlangschippert „Ein Schiff wird kommen“.

Als die sehr zarte Hildegard uns versichern möchte, dass auch sie etwas zugenommen hat, müssen wir alle lachen. Hach -- so zierlich wie sie wäre ich zeitlebens gerne gewesen! Unser begeistertes Gegacker steigert sich ins Unermessliche, als Ärztin Vero erklärt, dass sich mit zunehmendem Alter der Rippenzwischenraum verkürzt. Wir können also alle gar nichts dafür, wenn wir Rettungsringe bekommen – schuld sind die Rippenzwischenräume!

Bei so netter, kluger und lustiger Gesellschaft fällt es mir überhaupt nicht schwer abends in einer gemütlichen Strauß-Wirtschaft nur Spiegeleier und

Wasser zu mir zu nehmen. Die anderen trinken den vermutlich leckeren Wein einfach für mich mit.

Tag 174

Schade, schon vorbei. Wir frühstücken ausgiebig und lange … Also, die anderen frühstücken ausgiebig, ich nur lange. Dass ich eines Tages mein Mikrowellentoast schmerzlich vermissen würde, hätte ich vor wenigen Monaten auch nicht für möglich gehalten. Uns allen hat das Wochenende super gefallen und wir werden es bestimmt wiederholen. Ob ich zugenommen habe oder nicht ist mir erstaunlicherweise völlig egal. Erstaunlich ist aber auch, dass ich keinerlei Gefühl dafür habe ohne meine Waage.

Am späten Nachmittag komme ich zu Hause an und traue meinen Augen kaum: Ich habe doch tatsächlich ein knappes Kilo abgenommen! Für Florida bedeutet das viel Gutes und ich bin noch glücklicher, als ich es ohnehin schon war.

Tag 175

Keine Ahnung, wie lange mich nun schon mein linker Oberarm plus Schulter nervt. Immer, wenn ich mein Schwimmprogramm etwas hochfahre, habe ich solche Schmerzen, dass ich nachts nicht schlafen kann. Vor Monaten war ich deshalb beim Arzt, aber der konnte nichts finden und empfahl Massage und manuelle Therapie. Typisch für mich, dass ich mich nicht darum gekümmert habe, sobald es mir besser ging. Wenn es nach dem Urlaub nicht endlich weg ist, gehe ich zum Knochenbrecher.

Habe unglaublichen Heißhunger auf Haferkleiekekse. Ich könnte Berge davon verdrücken, beschränke mich aber auf drei Stück. Ein Witz, wenn man das mit früheren gelegentlichen Fressgelagen vergleicht. Trotzdem fühle ich mich schwach und inkonsequent.

Tag 176

Ich glaube, ich muss eine Pause einlegen. Im Buch steht, dass man im Urlaub nicht so streng zu sich selbst sein soll – entweder täglich PG-Tage einlegen oder sogar für ein paar Wochen in Phase 3 wechseln. Ich entscheide mich für tägliche Gemüsetage mit vielleicht einigen wenigen Sünden. Irgendetwas sagt mir, dass ich mich um etwas Ruhe kümmern muss.

Nachts schlafe ich schlecht. Ich träume vom Buch und dass ich es nicht schaffe bis zur Buchmesse. Alle raten mir, dass ich loslassen soll, ich habe so viel geschafft im letzten halben Jahr, aber mir fällt das Loslassen unheimlich schwer.

Meine Tochter bemerkt beim Betrachten der Fotos vom Mädelswochenende vorsichtig, dass ich etwas kränklich aussehe. Doch, ja, sie hat recht. Mir ist das selbst auch bereits aufgefallen. Vielleicht sehe ich mit 44 nun mal so aus. Mit einem runden Gesicht hatte ich weniger Falten und nun treten sie eben hervor. Oder aber ich bin wirklich ein wenig eingefallen. Natürlich nur im Gesicht. Meine Schlüsselbeine treten leider noch nicht hervor und ich bin weit entfernt von einem zu dünnen Körper. Aber es ist jetzt erstmal gut. Ich versuche mein Gewicht einen guten Monat zu halten und gebe dann noch einmal für ein paar Kilo Gas.

Tag 177

Um unsere Reiseapotheke zu vervollständigen, fahre ich in die Apotheke. Die Mitarbeiterin schaut mich irritiert an. Normalerweise grüßt sie mich freundlicher. Komisch, was hat sie? Wir plaudern ein bisschen und ich fühle mich zunehmend unwohler. Was ist denn? Vielleicht sollte ich mein Hippie T-Shirt mit dem

Peace-Zeichen endlich entsorgen. Es ist wirklich viel zu groß geworden und ich trage es bereits seit 20 Kilo. Vermutlich steht mir die khakifarbene Bermuda ebenfalls nicht. Dazu noch Outdoorsandalen … Ich bin eben mit dem Hund unterwegs, da sehe ich meistens etwas verwahrlost aus. Aber so schlimm, dass die PTA mich immer wieder verstohlen mustern muss?

Plötzlich bricht es förmlich aus ihr heraus: „Du hast total abgenommen, oder?" Ach so! Erleichtert erstatte ich Bericht. Sie ist begeistert und geradezu fassungslos. „35 Kilo? Wahnsinn! Seit wann denn?" „Seit Ende Januar." „Oh, ja, super. Anderthalb Jahre … Das ist der Hammer!" „Nee, nicht Januar 2013, sondern dieses Jahr."

Seit ich in Sommerklamotten unterwegs bin, sieht man es offensichtlich viel deutlicher. Das lässt im Umkehrschluss hoffen, dass ich im Gesicht nicht extrem dick aussah. Denn komischerweise spüre ich es wieder, dieses unsichere Gefühl. Ich bin immer noch eine 113-Kilo-Wuchtbrumme, habe mich kein Stück verändert, möchte am liebsten unsichtbar sein. In meiner Wahrnehmung sehe ich oft kein Stück anders aus als vorher.

Mein Mann versteht das nicht. „Guck dir bitte endlich den Filmbeitrag an, dann siehst du die Veränderung mehr als deutlich!" Doch ich kann es nicht. Ich bin ich, vorher und nachher, ganz egal. Ich fühle mich gleich, bin innen drin dieselbe Person. Einerseits ist jetzt alles anders, andererseits auch wieder nichts. Paradox und vermutlich für Außenstehende ein Widerspruch in sich. Ich kann es mir ja selbst nicht erklären.

Tag 178

Meine Entscheidung vorerst nicht weiter abzunehmen, war goldrichtig. Ich esse größere Portionen und fühle mich nicht schlecht, wenn ich mir drei Haferkleiekekse nacheinander reinschiebe. Mein Körper schreit nach Nahrung und bekommt sie. Jetzt wird mir erst richtig bewusst, wie anstrengend die letzten Monate waren. Noch nicht einmal sechs Monate sind vergangen und ich habe 35 Kilo verloren … Ich kann es selbst kaum glauben. Diese Pause ist gut, ich brauche sie. Mein Problem ist immer wieder der selbstgemachte Druck, dabei weiß ich ganz genau, dass mir das nicht gut tut.

Der Juli verläuft migränetechnisch super, nachdem der Juni nicht so prickelnd war. Auf Englisch würde ich sagen „I am blessed". Auf Deutsch kommt mir „Ich fühle mich gesegnet" reichlich melodramatisch vor, aber eigentlich trifft es zu. Es ist ein Segen auf die Dukan-Diät gestoßen zu sein.

Tag 179

Andere Frauen würden sich freuen, aber für mich ist dieser Tag anstrengend. Fotografentermin! Shooting! Oh, mein Gott, hoffentlich bekommt die Frisörin alles so hin, wie ich mir das vorstelle. Sicherheitshalber habe ich ein paar Fotos von Barbara Schöneberger abfotografiert. Die Frise ist wichtig! „Kein Problem", sagt die junge Frisörin lässig und legt los. Draußen ist es heiß und regnet. Super Timing für meine Naturkrause. Aber tatsächlich, meine Haare gefallen mir nach intensivem Lockenwickler-Glätteisen-Programm.

„Für Fotos und ab einem gewissen Alter muss man etwas mehr Farbe auftragen", teilt mir die Fachfrau einfühlsam mit. Ja, ja, mach mal. Aus der Distanz gefalle ich mir im Spiegel, aber im Autorückspiegel bereits nicht mehr. Sowohl Lidstrich als auch Rouge sind viel zu großzügig verteilt. Zu Hause angekommen fummle ich eine halbe Stunde mit Wattestäbchen herum, bis das Zuviel an Make-up verschwunden ist.

Beim Fotografen brauche ich eine Stunde lang, um nicht mehr wie ein kaputtes Auto aus der Wäsche zu gucken. Aber dann geht's und ich bekomme eine prima Ausbeute mit. Endlich habe ich professionelle Fotos von mir! Ich maile sie schnell zu Dr. Dukan und bin froh, dass ich diesen offiziellen Part erledigt habe.

Dass ich beim Anblick meiner Ganzkörperaufnahmen nicht in Ohnmacht gefallen bin, ist ein angenehmes Gefühl. Zwar finde ich mich nicht wirklich toll, wenn ich sinnlos in der Gegend herumstehe, aber es ist längst nicht mehr so schockierend wie früher.

Tag 180

Weil ich in der letzten Woche nahezu rund um die Uhr gearbeitet habe und privat tausendundeine Sache erledigen musste, habe ich mehrfach vergessen zu essen. Dass ich das noch erleben darf! Ich vergesse sonst nie zu essen. Nur in absoluten Ausnahmefällen und extremsten Situationen ist mir dergleichen passiert. Ich finde das gut. Das Essen nimmt einen nicht mehr so großen Stellenwert in meinem Leben ein. Allerdings ist es wohl jetzt gerade doch ein bisschen sehr wenig und ich habe weiter abgenommen. Nicht, dass ich etwas dagegen hätte – da können gut und gerne noch 8 Kilo weg! Aber ich fühle mich körperlich erschöpft und habe wieder mit Verstopfung zu kämpfen. Klar, da kommt ja auch kaum noch was rein.

Mein errechnetes Zielgewicht habe ich bereits übertrumpft, das Gewebe muss hinterherkommen … Ich nehme den Fuß jetzt ernsthaft vom Gas und höre auf mein Bauchgefühl. Auch wenn ich nicht offiziell die dritte Phase der Diät einläuten will, brauche ich etwas Power.

Mein erstes Obst seit einem halben Jahr schmeckt himmlisch. Ich esse nur ein kleines Stück von einer Honigmelone, aber genieße jeden Bissen. Da ich unbedingt erkennen will, was eine mögliche Migräneattacke auslösen könnte, warte ich ab, ob etwas geschieht.

Tag 181

Es geschieht gar nichts. Ich leide weder unter einer Prosecco-, noch unter einer Honigmelonen-Unverträglichkeit. Wie schön! Vermutlich ist es der reinste Selbstbeschiss, aber mir hat das bisschen Fruchtzucker genügt, um den toten Punkt zu überwinden.

Tag 182

Irgendwie schreibe ich immer das Gleiche. Vermutlich ist mein Horizont reichlich beschränkt, aber ich freue mich so aufs Shoppen. Kurz nach unserem Urlaub sind wir auf eine Black & White-Party eingeladen. Cool! Vor einem halben Jahr hätte mich das einerseits erleichtert ausatmen lassen, weil ich schließlich nur schwarze Klamotten im Schrank hatte – andererseits wäre es frustrierend gewesen, nicht zu den sommerlich weiß gekleideten Frauen zu gehören. Ist doch wohl klar, dass ich in Florida nach einem tollen Fummel suchen werde, der mehr weiß als schwarz ist! Hurra, ich kultiviere meine Oberflächlichkeit!

Tag 183

Erst auf den allerletzten Drücker kann ich die Koffer packen, mich von Koda trennen, bevor er für dreieinhalb lange Woche zur Hundesitterin zieht und zum tausendsten Mal danach erkundigen, ob auch wirklich alle Papiere eingesteckt sind.

Bereits morgens um drei Uhr sitze ich am PC und tausche mich mit all meinen Helfern aus. Es wird sehr, sehr knapp mit der Veröffentlichung dieses Buchs und ich wundere mich nebenbei, dass ich immer noch keine Migräne habe. Das ist wirklich ungewöhnlich für mich. Morgen schließe ich den Laptopdeckel wirklich für ein paar Tage, denn mein Mann macht sich Sorgen um meine Gesundheit. Nicht ganz unberechtigt, ich stehe ziemlich unter Strom und plage mich mal wieder mit dem lästigen Verdauungsproblem.

Ich freue mich so auf Florida! Bestimmt ist das der letzte Urlaub dieser Art mit beiden Kindern im Gepäck. Ach, nun habe ich fast vergessen, die Haferkleie einzupacken. Und wo ist überhaupt die Waage?

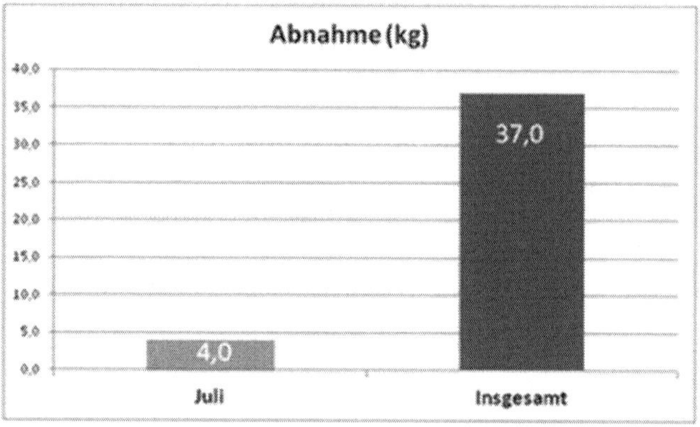

8
August

Fliegen finde ich schrecklich. Nicht, weil ich Angst vorm Abstürzen habe, sondern weil es so fürchterlich eng ist. Überall dort, wo ich mich nicht vernünftig ausbreiten kann, kriege ich Schnappatmung. Aufnahmen meines migränegeplagten Schädels in medizinischen Röhren können nur angefertigt werden, nachdem man mir eine Scheißegal-Spritze verabreicht hat. In Fahrstühlen gucke ich immer zuerst nach dem Alarmknopf. Wer mir im Bett eine Decke über den Kopf zieht, hat die letzte Nacht mit mir erlebt. Man kann also wirklich sagen, dass ich ein ernsthaftes Problem mit Platzmangel habe. Doppelt schlimm ist es allerdings, seitdem ich dick bin. Besonders bewusst wurde mir das bei unserem letzten Familienurlaub in den USA.

Die Langstreckenflüge in den engen Kabinen waren die reinste Folter für mich. In der Breite passte ich noch gut in die Sitze, aber nach vorne kam mir das alles wie ein gespielter Witz vor. Der Abstand zum Vordermann war quasi gar nicht vorhanden und sobald ich das Tablett runterklappte, klemmte mir dieses direkt zwischen Busen und Hals alles ab. Ich fand es einfach entwürdigend so die Mahlzeiten zu mir zu nehmen und verzichtete deshalb meistens – bloß, um nicht das Tablett ausfahren zu müssen. So sehr schämte ich mich, so sehr hasste ich meinen Körper. Da half es auch wenig, wenn ich andere Dicke sah, die sich ebenso mühten und mit lockeren Sprüchen ihre Unsicherheit überspielten. Nirgendwo wurde mir mein adipöser Körper deutlicher vor Augen geführt als im Flieger.

Und nun geht es wieder nach Florida. Ich bin gespannt und aufgeregt, zuallererst auf den Flug, dann natürlich auf den Urlaub an sich. Werde ich den brustlastigen Unterschied sofort merken, wenn mir eine Stewardess die Speisen reicht? Oder bin ich immer noch zu ausladend, als dass ich mich unauffällig und normal fühlen könnte? Erstmalig fliegen wir mit Condor ab Frankfurt nach Fort Lauderdale, anstatt wie sonst von Düsseldorf nach Fort Myers. In der neuen Premium Economy Class genießt man vor allem mehr Beinfreiheit. Für mich ist das bestimmt ein doppeltes Plus, denn ich reise mit 35 Kilo weniger, dafür aber 15 Zentimeter mehr Sitzabstand. Ob ich bei der Fluggesellschaft mal anbringe, dass ich eigentlich mehr Gepäck befördern dürfte – jetzt, wo ich so schön abgenommen habe?

Zu Beginn der Diät habe ich mir wochenlang den Kopf darüber zerbrochen, wie ich mein Gewicht in den USA halten soll ohne mich zu kontrollieren. Schließlich stehen in Hotels und Ferienhäusern keine Personenwaagen herum.

„Wir können dich ja immer beim Einkaufen im Walmart Superstore im Eingangsbereich auf die Waage schicken“, unkte mein Mann.

Sehr witzig. Wir hatten dort nämlich mal mitbekommen, wie eine sehr übergewichtige Rastalocken-Frau genau das tat, umkreist von zahlreichen Familienmitgliedern. Die Waage sprach sogar und teilte lautstark mit, wie viel die Dame wog. Ein Albtraum!

Eine sehr viel bessere Idee kam dann von meiner Tochter: „Warum nimmst du nicht einfach die Waage mit?“

Das war es! Auf dem Hinweg haben wir ohnehin wenig Gepäck dabei, weil wir drüben gerne shoppen gehen und dafür ein bis zwei leere Koffer mitschleppen. Genau dorthin kommt nun das Duplikat meiner Waage. Extra gekauft haben wir das Ding, aber die 20 Euro sind es mir wert. Außerdem nehme ich Haferkleie in jeglicher Form mit, denn wer weiß, wann und wo ich das Zeug in Amerika finde.

Es ist schon ziemlich verrückt, mit Waage und Ökofutter ins Schlaraffenland zu reisen, aber ich habe Angst. Um jedes Kilo habe ich so gekämpft und nun soll ich das alles gefährden für ein bisschen Gaumenfreude? Nein, das ist mir zu riskant.

Ein bisschen Gaumenfreude ist allerdings stark untertrieben. Ich könnte mich reinsetzen in amerikanisches Frühstück, Sandwiches und Subs, ich liebe marinierte Chicken Wings mit Pommes und könnte mich wochenlang genau davon ernähren, immer in Kombination mit den frisch aufgeschnittenen Früchten, die es in jedem Supermarkt zu kaufen gibt. USA-Urlaub, das bedeutete auch immer ungesundes und leckeres Essen. Ein paar Wochen im Jahr täglich in urige Restaurants gehen und genussvoll reinhauen. So war das. So wird es nicht mehr sein, nicht mehr für mich.

Dass ich seit dem 28. Januar so viel an Gewicht verloren habe, erscheint mir immer noch wie ein Traum. Niemals hätte ich es für möglich gehalten, dass ich in den USA nicht mehr zu den Dicken gehören werde. Denn dort fühlte ich mich bisher immer viel besser als in Deutschland – es gibt einfach mehr Supersize-Women drüben. Ich konnte problemloser Klamotten finden, hatte geringere Komplexe am Strand und verschwand in der Masse. Jetzt wird es anders sein.

Ich bin nicht mehr dick, passe hoffentlich problemlos hinters Tablett im Flugzeug und muss im Hilfiger-Outlet nicht nach der Big-Abteilung suchen.

„Wann ist deine Diät denn zu Ende?“, fragen mich meine Freunde.

„Keine Ahnung. Wenn nichts mehr runter geht oder ich keine Lust mehr habe. Aber richtig vorbei ist sie nie. Ich werde zu großen Teilen bei Dukan bleiben. Kartoffeln, helles Brot und Schokolade sind nur noch absolute Ausnahmen.“

„Das könnte ich nicht.“

Doch, ich glaube, dass ich das kann. Zu sehr habe ich unter den Pfunden gelitten, nicht nur optisch, sondern auch gesundheitlich. Ich will nicht, dass Burger und Pommes wieder alles kaputtmachen. Lecker fände ich es garantiert immer noch, aber zu welchem Preis? Vielleicht sündige ich hin und wieder mal, denn nirgends gibt es bessere Subs als in Amerika. Vermutlich tu ich es aber nicht. Ich möchte nicht abnehmen, aber mein Gewicht halten, solange ich im Urlaub bin. Mit meiner Waage im Gepäck wird das klappen.

Tag 185

Endlich geht es los! Nachdem unsere Tochter sich schweren Herzens von ihrem Freund verabschiedet hat, brechen wir am späten Nachmittag auf und machen uns auf den langen Weg nach Frankfurt. Äußerst ärgerlich, dass wir im Norden Deutschlands über keinen einzigen Flughafen mit Direktflügen nach Florida verfügen, aber wir machen das Beste draus und übernachten in einem Airport Hotel, wo dann auch gleich unser Auto Urlaub machen kann.

An einer Autobahnraststätte bestelle ich mir einen Salat mit Hähnchenbruststreifen. Er schmeckt widerlich und ist zudem überteuert. Schon jetzt wird klar, dass ich mir zu wenig Haferkleiekekse mitgenommen habe, denn ich esse mich daran satt. Die Bedienung ist unfreundlich, vermeidet jeden Blickkontakt und weiß wie so viele andere Deutsche nicht, was Kundenservice bedeutet. Unsere Vorfreude auf die Amis wächst ins Unermessliche, denn dort erlebt man solche Pampigkeiten nie.

Ein Blick in die Minibar des Airport Hotels lässt mich sehnsuchtsvoll aufseufzen. Ritter Sport und Erdnüsse wären ein schöner Urlaubseinstieg … Ich bleibe stark.

Tag 186

Rührei und Lachs beim Frühstücksbuffet, danach Aufbruch mit dem Shuttle Bus zum Flughafen. Na, das fängt ja prima an … Eigentlich hatten wir die Übernachtung im Airport Hotel gebucht, weil unser Flieger um 14 Uhr abheben sollte. Dann wurde daraus 15 Uhr. Und jetzt erfahren wir am Flughafen, dass wir erst um 17 Uhr starten. Wir hängen unzählige Stunden am Flughafen herum und schlagen die Zeit tot. Wenn wir das geahnt hätten, wären wir natürlich erst morgens zu Hause losgefahren. Die reine Fahrtzeit von uns zu Hause bis nach Frankfurt beträgt vier Stunden. Was soll's. So bekommen wir jedenfalls in voller Länge mit, wie viel strenger die Einreise in die USA derzeit abläuft. Im Wartebereich picken Beamte einzelne Personen heraus und schicken sie zur Extra-Kontrolle. Andere müssen ihr Handgepäck verkleinern und umpacken. Zu guter Letzt ertönt die Durchsage, dass der Flug leider überbucht ist und Condor anbietet, für 600 Euro plus Ausweichflug auf seinen Platz zu verzichten. Große Aufregung unter den Passagieren. Wir haben für solch einen Luxus keine Zeit, auch wenn 2400 Euro nicht zu verachten wären.

Immerhin hat sich das Buchen in der noch recht jungfräulichen Premium Economy Class gelohnt: Die Beinfreiheit ist großartig! Meine Tochter und ich sitzen in der 6. Reihe direkt vor der Trennwand, die uns von der Business Class fernhält. Hinter uns strecken Mann und Sohn die Beine aus. Wir freuen uns, denn jetzt kann nichts mehr schiefgehen. Es ist allerdings verdammt kalt hier. Arschkalt. Ich friere normalerweise selten bis nie, aber in den folgenden elf Stunden werden sämtliche Gliedmaßen zu Eisklumpen. Eine gute Erinnerung daran, in den USA auch nach einer Winterjacke Ausschau zu halten!

Ich genieße es sehr, keine dicke Flugreisende mehr zu sein. Neben dem Platzmangel war es besonders die Scham, die mich beim Fliegen belastete. Warum ich ausgerechnet im Flugzeug so sehr unter dem Übergewicht gelitten habe, kann ich gar nicht so genau sagen. Vielleicht lag es daran, dass es so offensichtlich war. Wer in einen Sitz hineingepresst wird und weder nach vorne noch zur Seite über Platz verfügt, wird manchmal von den schlanken Stewardessen und Mitreisenden mit neugierigen Blicken bedacht. Jetzt ist es anders. Ich fühle mich in jeglicher Hinsicht erleichtert.

Das Essen soll viel toller als in der Economy Class sein – wirbt die Fluggesellschaft. Die Familie bezweifelt das nach den ersten Bissen. Ich habe ganz andere Sorgen, denn kaum etwas von meinem sorgsam ausgewählten Mahl stellt sich als dukantauglich heraus. Für mich wäre das Standard-Essen toll, denn ich stehe auf Brötchen, Käse und frische Früchte. Vom Obst genehmige ich mir denn auch etwas, es ist einfach zu köstlich und die Toiletten sind ganz in der Nähe … Es geht nicht schief, mir wird nicht schlecht und irgendwann ist auch dieser langweilige Flug vorbei. Schöner wäre er allerdings gewesen, wenn Condor vernünftige Kopfhörer anbieten würde und man etwas hätte hören können. Wir notieren für den Einkaufszettel iPhone-Kopfhörer in vierfacher Ausfertigung.

Um 21 Uhr landen wir in Fort Lauderdale. Genau wie alle anderen Passagiere sind wir ungeduldig, denn eigentlich wären wir bereits vor zwei Stunden hier gewesen und müssen noch durch die Immigration und zur Autovermietung. Es wird sehr spät werden; in Deutschland ist es bereits 3 Uhr in der Nacht und natürlich habe ich im Flugzeug kein Auge zubekommen. Endlich abschnallen, Handgepäck aus den Fächern nehmen … Doch leider ertönt eine Durchsage, dass wir die Maschine noch nicht verlassen können. In Fort Lauderdale sei derzeit zu viel los und wir müssen warten. Die armen Eltern mit den schreienden Babys und Kleinkindern tun mir von Herzen leid. Die Kleinen waren schon vor Abflug am Quengeln, während des Fluges ungeduldig und nun haben sie wirklich die Nase voll. Bin ich froh, dass wir diese Phase hinter uns haben!

Als wir Stunden später endlich all die Sicherheitskontrollen passiert haben, die inzwischen sogar wiederholt werden, wenn man seine Koffer bereits am Mann hat, kann uns nicht mehr viel schocken. Vielleicht noch das hier: Fort Lauderdale ist tatsächlich verstopft. So stehen wir zusammen mit circa einhundert weiteren Übermüdeten mitten in der Nacht auf einem schmalen Bürgersteig in Florida und warten schwitzend auf den Shuttle Bus zur Autovermietung.

Auch wenn mein Mann natürlich an allem schuld ist und ausgiebig von mir beschimpft wird, sind wir uns bereits jetzt darüber einig, dass ein nächster Flug von Frankfurt nach Fort Lauderdale nicht in Frage kommt. Tröstlich, dass sich die anderen Paare um uns herum auch streiten.

Dann ist auch noch unser Mietauto bei Alamo nicht verfügbar. Mein Mann wird selten sauer, aber jetzt ist er es. Oh-oh. Nach zähen Verhandlungen bekommen wir einen vergleichbaren Wagen und 185 Dollar Entschädigung.

Um 2 Uhr Ortszeit befinden wir uns endlich im Best Western Hotel der Stadt. Jetzt ist es auch egal – ich versehe meine Waage mit der dazugehörigen Batterie und stelle mich drauf. Hurra, ein Kilo abgenommen! Hat sich der Stress doch für etwas gelohnt.

Tag 187

In durchschnittlichen Hotels der USA frühstückt man mit Plastikgeschirr und ohne großes Brimborium. Gut für mich ist, dass es überall Rührei gibt. Nach einigen Stunden komatösen Schlafs sitzen wir beim Breakfast. Ohne unseren Sohn, er war einfach nicht aus dem Bett zu kriegen. Ob ich einen Muffin mit nach oben nehmen darf, frage ich die Bedienung, wir hätten eine sehr kurze Nacht hinter uns. Nein, sagt sie, das sei verboten und deutet auf das entsprechende Schild. Wenig später kommt sie erneut zu mir und raunt mir leise zu, dass ich den Muffin gut verstecken und rausschmuggeln soll. So sind sie, die Amerikaner. Sie sind einfach viel, viel netter als die Deutschen.

Kaum, dass wir gestern vom Flugzeug in den ersten Shuttle-Bus stiegen, bekamen wir das einmal mehr verdeutlicht. Während im vergleichbaren Bus in Frankfurt nicht ein einziger Mitarbeiter etwas

Freundliches sagte, ertönte in den USA ein besorgtes „Watch your step". Das liebe ich an diesem Land und es ist mir egal, ob andere es als oberflächlich betrachten. Ich finde es schön, wenn Menschen nett zueinander sind.

Auf dem Weg in unser erstes Ferienhaus in Kissimmee machen wir einen kurzen Stopp in unserem Lieblings-Supermarkt Publix. Auf fertige Hähnchenteile können wir nicht verzichten, auch wenn ich mich in diesem Urlaub leider auf das Innenleben der Teile beschränken muss.

Das Ferienhaus ist toll! Ich liebe amerikanische Häuser. Ach was, ich liebe Amerika. Alles ist so schön groß und breit hier. Die Straßen zum Beispiel: riesig. Richtig fette Autos fahren auf richtig fetten Straßen und niemand rast. Alle paar Kilometer tuckert ein Sheriff des Weges und sorgt für Recht und Ordnung. Mindestens drei Streifenwagen stehen im großen Kreis um kleinste Verkehrsunfälle und wenn ein Feuerwehrauto naht, hört sich das an wie im Fernsehen. Ja, ich liebe dieses Land, denn ich mag nun mal keine Enge.

Selbst das Wäsche waschen macht hier mehr Spaß als zu Hause. Für Waschmaschine und Trockner gibt es einen extra Raum. Die Drehknöpfe sind ebenfalls groß und dermaßen idiotensicher beschriftet, dass selbst Ausländer sie bedienen können.

Alle Räume sind mit Einbauschränken versehen. Deswegen ziehen die Amis auch viel schneller als unsereins um: Sie brauchen nicht Kleider- und Besenschränke mitzuschleppen, sondern packen am nächsten Wohnort einfach ihre Klamotten in die neuen Einbauschränke. Das mache ich jetzt auch … Sachen auspacken, in den Pool springen und erneut einkaufen, weil wir Shampoo und Kaffeefilter vergessen haben.

Nachdem erste Teenagerkrisen überwunden und alle Computer und Telefone mit Deutschland verbunden sind, sortiere ich Sonnenbrillen, Baseballcaps und die wunderbar nach Florida riechende Coppertone Sonnencreme für morgen vor. Nur keine Müdigkeit aufkommen lassen! Morgen früh geht's ins Disneyworld!

Tag 188

Was bin ich froh über meine mitgereiste Waage! Sonst würde ich jetzt nicht wissen, dass ich ein paar hundert Gramm abgenommen habe. Hurra!

Der Jetlag hat mich voll im Griff. Bereits um 4 Uhr morgens bin ich hellwach und schlabbere mein Schälchen mit No-Fat-Milk, Haferkleie und sparsam verteilten Pépites. Wenn mir das einer vor Jahren erzählt hätte, dass ich ernsthaft Milch komplett ohne Fett zu mir nehme und es schaffe, mich nicht angewidert zu schütteln!

Nach und nach krabbeln die anderen Familienmitglieder aus ihren hohen Ami-Betten und wir machen uns auf den Weg ins geheiligte Land. Wir lieben Disneyworld! Und wir wissen, dass frühes Kommen mitten im Sommer sehr sinnvoll ist. In der Mittagshitze geht nämlich gar nichts mehr.

Da wir schon vor 9 Uhr auf dem Riesen-Parkplatz unseren Mietwagen abstellen, können wir sogar zu Fuß ins Magic Kingdom marschieren. Super! Dieser Park ist der Hauptpark und besonders auf Kinder ausgerichtet. Er ist trotzdem wichtig, auch wenn man schon groß ist.

Wir gondeln durch die Hauptattraktionen wie „Pirates of the Caribbean" und haben den ersten Ohrwurm intus … „Yo Ho, a pirate's life for me"! In der tollsten Wildwasserbahn der Welt namens „Splash Mountain" gibt es eine ordentliche Erfrischung und in „Buzz Lightyear" ballern wir ein bisschen herum. Es ist herrlich, dass ich in keinem einzigen Fahrgeschäft mehr unter Platzproblemen leiden muss. Ich will nicht ständig alle nerven mit meiner Freude darüber, aber meine Familie denkt selbst andauernd daran. „Mama, guck mal, letztes Mal musstest du deine Beine noch viel mehr anwinkeln und jetzt hast du soooo viel Platz!"

Bereits nach zwei Stunden macht uns die Hitze dermaßen fertig, dass meine Tochter und ich im Schatten warten, während die Männer auf dem „Tom Sawyer Island" ihre Kindheitsträume ausleben. Es ist so unfassbar heiß! Selbst im allerbesten Weihnachtsschmuckladen aller Zeiten, dem „Ye Olde Christmas Shoppe", kaufe ich nicht eine einzige Christbaumkugel. Ein sicheres Indiz für meinen körperlichen Ausnahmezustand. Wir müssen sofort weg, sonst kippen mindestens zwei von uns um.

Gott sei Dank sind die amerikanischen Autos mit besseren Klimaanlagen ausgestattet als zu Hause. In Sekundenschnelle kühlen wir ab und wundern uns beim Blick aufs Thermometer gar nicht mehr über unseren Beinahe-Zusammenbruch: Draußen sind es fast 100 Grad Fahrenheit, also gut 37 Grad Celsius!

Der Familienrat beschließt, dass wir das große Fressen bei Bob Evans beginnen. Ich vermisse es jetzt schon, mein geliebtes amerikanisches Frühstück, das ich in vorherigen Urlauben rund um die Uhr genossen habe. Breakfast Potatoes, Bacon, Eggs Sunny Side Up … Davon dürfte ich jetzt nur die Spiegeleier essen. Finde ich ein wenig witzlos und lass es dann lieber gleich ganz. Tapfer betrete ich den typisch amerikanischen Laden. Meine Familie ist fast genauso aufgeregt wie ich. Sie wissen, dass ganz besonders ich das Essen in den USA liebe und der Verzicht daher noch etwas schwerer als sonst wiegt. Mich ein paar Wochen im Jahr ausschließlich von Sandwiches, Subs, Burgern, Obst und Frühstück zu ernähren, fand ich äußerst schmackhaft.

Doch der Schmerz ist sofort vorbei, als ich auf einer der Bänke hinter den hohen Tischen Platz nehme: Endlich habe ich wirklich Platz! Vor zwei Jahren zwängte ich meinen Riesen-Busen hinter die Tischplatte und versuchte dabei möglichst entspannt zu wirken. In Wirklichkeit aber war ich immer froh, wenn wir auf normalen Stühlen sitzen konnten und ich nicht so unangenehm eingezwängt war. Jetzt passt's! Scheiß doch auf Burger, Sandwiches und Breakfast – ich bestelle Lachs mit Broccoli und Möhren, dazu einen gemischten Salat, der nach gar nichts schmeckt und aus dem ich den künstlich-gelben Käse mühsam rausprökel. Ich würde lügen, wenn ich behauptete, dass es lecker ist, aber immerhin werde ich satt. Bob Evans ist allerdings für die nächsten Wochen keine Option für mich.

Nach einem Mittagsschlaf und ein paar Runden im Pool besuchen wir Downtown Disney, wo man rumflanieren und konsumieren kann. Und essen. „Kinder, wollt ihr nicht solch ein tolles Eis haben? Oder Waffeln? Das sieht doch alles irre lecker aus!" Doch sie wollen nicht. Wie kann man nur so genügsam sein? Mir hingegen läuft das Wasser im Mund zusammen. Verdammt, es ist hart. Urlaub und Diät gehören für mich das erste Mal im Leben zusammen. Ich habe bisher nicht realisiert, dass Entspannung, Wohlgefühl und Essen bei mir direkt eine Einheit sind, aber so ist es wohl. Trotzdem genieße ich meinen

Urlaub, bin stolz auf mich, weil ich den zahlreichen Verlockungen widerstehe und freue mich darüber, dass ich nicht nur mein Gewicht halte, sondern sogar abnehme. Das hatte ich vor dem Urlaub nicht für möglich gehalten.

Tag 189

Komische Enten haben die hier in Florida! Die halbe Nacht haben wir kein Auge zubekommen, weil am See hinter unserem Ferienhaus nächtliches Entengebalze angesagt war. Das Geräusch erinnerte mich an ein Spielzeug, das meine Kinder vor vielen Jahren hinter sich hergezogen haben: Lauter wackelnde und quakende Enten. Naknaknak.

Frischkäse mit ohne Fett, Milch mit ohne Fett … super Sache. Schmeckt auch nicht schlechter als die 0,1 oder 0,2 Prozent Fettgehalt der in Deutschland mühsam zusammengesuchten Frühstücksbegleiter. Ein eindeutiger Pluspunkt in diesem Urlaub. Ansonsten ist meine bisherige Low-Carb-Ausbeute bisher eher ernüchternd. Die Amis stehen offensichtlich mehr auf Glutenfreies – davon gibt es hier jede Menge zu kaufen. Komplett auf Florida-Mampf will ich aber trotzdem nicht verzichten und genehmige mir „Hot and Spicy Chicken Wings" von Publix in Kombination mit super leckerem Obst, das es hier überall frisch und kleingeschnitten zu kaufen gibt. Dazu noch einen großen Schluck Orangensaft – himmlisch!

Den Großteil des Tages verbringen wir im Animal Kingdom. Das ist einer der Disney-Parks, die nicht ganz so anstrengend, aber trotzdem wunderschön sind. Tolle Tiere, Fahrgeschäfte und ein paar Porträtzeichnungen der Kinder später, müssen wir erstmal wieder etwas kaufen. Ich finde endlich ein Mickey-Mouse-T-Shirt, wie ich es mir vorgestellt habe

Während mein Mann bezahlt und wie fast überall in ein freundliches Gespräch über Deutschland, Wetter und Urlaub verwickelt wird, starre ich verstohlen mein Spiegelbild an. Immer noch erkenne ich mich im Spiegel kaum wieder. Ich könnte permanent Schlüsselbeinpartys feiern, das ist doch einfach unglaublich.

Meiner Familie geht es nicht anders. Ständig grabbeln Mann und Kinder an meinen Gliedmaßen herum. „Deine Arme sind total dünn geworden!“ „Wenn ich dich in der Menschenmenge suche, gucke ich an dir vorbei und halte weiter Ausschau!“ „Du bist ein ganz anderer Mensch geworden!“

Aber auch: „Deine Hände sind knochig!“ Das stimmt. Ich habe ohnehin sehr kleine Hände und schmale Finger, aber jetzt erinnern sie mich ein bisschen an Sarah Jessica Parkers Griffel. Macht aber nichts, schließlich ist sie eine der beneidenswertesten Frauen der Welt.

Weibliche Wesen sind intelligent. Sie wissen, dass eine Fahrt mit dem Wildwasser-Bootstrip „Kali River Rapids“ zwar tierischen Spaß macht, aber man dabei nass bis auf die Knochen wird. Aus diesem Grund warten meine Tochter und ich im 35 Grad kühlen Schatten, bis die Männer frisch geduscht zurückkommen. Danach bleibt uns gar nichts anderes übrig als den Park zu verlassen, aber es ist ohnehin wieder so heiß, dass wir uns dringend in den Pool plumpsen lassen müssen.

Das Leben kann so einfach sein, wenn man sich auf seine Grundbedürfnisse besinnt: In einem nahegelegenen Outlet findet unsere Tochter zwei Paar Nike-Schuhe, die zusammen so viel kosten wie in Deutschland ein Paar. Bei Tommy Hilfiger passe ich in

M und L. Gibt es etwas Schöneres? Logisch muss ich das ausnutzen und bringe die Kreditkarte zum Glühen.

Tag 190

Puh, ist das heiß! Wir sind wieder erfreulich früh dran und stehen bereits um 9 Uhr auf dem Parkplatz vom Epcot, dem Disney-Park für Streber. Hier kann man zu Fuß sehr viele Kilometer abreißen und nach der obligatorischen Fahrt durch den silbernen Riesen-Golfball „Spaceship Earth“ haben wir genau das vor. Dumm nur, dass wir nach dem langen Spaziergang durch die Länderpavillons schon mittags wieder fix und fertig sind. Trotzdem bin ich fitter als in den Jahren zuvor und genieße das sehr. Weder spielt mein Kreislauf verrückt, noch schmerzen meine Knie. Ich kann einfach in T-Shirt und kurzer Hose losgehen und sehe ganz normal aus.

In einem Perkins-Restaurant essen wir zu Mittag und ich entdecke auf der Karte eine Rubrik für kalorienreduzierte Gerichte. Sehr gut! Meine Wahl fällt auf Salat mit Spinat und Hähnchenbrust, dazu Italian Dressing ohne Kalorien. Vom Teller meines Sohnes klaue ich mir einen Pommes … Göttlich. Noch besser schmecken nur noch die fünf M&Ms Peanut Butter, die ich mir später im Ferienhaus gönne. Ein schlechtes Gewissen habe ich nicht. Die Waage passt auf mich auf und ich sündige zum ersten Mal seit Diät-Beginn überhaupt. Natürlich könnte ich die ganze Tüte M&Ms verdrücken, aber so blöd bin ich denn doch nicht.

Mein Sohn hasst das dauernde Shoppen, aber da muss er durch. Hier sind die Klamotten wesentlich günstiger und darum bekommt er heute Sweatshirts von GAP und genau wie sein Vater jede Menge Levis-Jeans. Wir stehen mal wieder mit großen Augen vor den Regalen und freuen uns darüber, dass die Hosen statt

99 nur 29 Euro kosten. „Where are you guys from? From Germany?“, fragen dann die Verkäufer, weil sie das schon kennen von uns Deutschen. In manchen Läden – Hilfiger und Polo Ralph Lauren zum Beispiel – trifft man fast nur Deutsche. Was bei uns besonders angesagt ist, zieht bei den Amerikanern teilweise gar nicht.

Tag 191

Auf dem Hinweg in die Hollywood Studios bekomme ich Migräne. Der Luftdruck ist heute besonders hoch und ich habe zu kämpfen. Ein paar Stunden in dem wunderschönen Park schaffe ich trotzdem, denn der „Great Movie Ride“ durch Hollywoods tollste Filme muss einfach sein. Auch die Stuntshow von Indiana Jones und eine Studiotour absolvieren wir begeistert. Die Amis sind großartige Entertainer und man kann nicht anders, als sich von der guten Laune anstecken zu lassen.

Nach Einnahme eines Triptans, etwas Schlaf und einem leckeren Steak mit gedünstetem Gemüse im Longhorn Steakhouse geht es mir besser. Das Essengehen ist längst nicht so schlimm, wie ich es befürchtet habe. Die Burger auf den anderen Tellern sehen lecker aus, keine Frage. Doch meine Gerichte schmecken genauso gut und ich werde satt.

Richtig happy bin ich später, als mein Mann mit einer großen Packung Fage vom Einkaufen heimkommt. Ich hatte mich nämlich zuvor in einer Dukan-Facebook-Gruppe danach erkundigt, welchen Quark-Ersatz man in den USA nehmen könnte. Quark gibt es in dieser Form hier nicht, aber dafür Fage mit 0 Prozent Fett.

Hach, ich liebe Amerika! Während mein Mann und meine Tochter abends erneut in die Studios gondeln, machen mein Sohn und ich es uns in der Villa gemütlich. Ich habe ein Programm gefunden, auf dem permanent die „Waltons“ laufen. Sobald ich umschalte, grinst mich Heidi Klum an, die in den USA noch prominenter als in Deutschland ist.

Die Enten quaken heute Abend nicht herum, dafür bellen sich allein gelassene Nachbarshunde die Seele aus dem Leib. Irgendwas ist ja immer.

Tag 192

Das ist wohl Dukan-Glück: Aus dem Fage, meiner Haferkleie und einem Ei zimmere ich mir ein durchaus respektables Mikrowellentoast zusammen. Hurra! Endlich muss ich nicht mehr meine kostbaren Pépites bereits zum Frühstück verbrauchen! Das stimmt mich richtig froh, zumal es viel für meine Verdauung tut und satt macht.

Gut, dass wir ein großes Ferienhaus haben. Trotzdem können zwei mitreisende Teenager durchaus etwas nerven. Vom mitreisenden Ehemann spreche ich erst gar nicht. Ich selbst bin natürlich die Unkompliziertheit in Person … Ich habe gerne mal meine Ruhe und ich denke, das geht uns allen so. Aus diesem Grund ist heute Familiensplitting angesagt. Sohn und Mann verlassen nach dem Frühstück das Ferienhaus und machen sich auf den Weg zum Kennedy Space Center. Tochter schläft aus und ich widme mich Pool und ein wenig Arbeit. Aber nicht zu viel. Die Gelegenheit ist günstig, um einen PP-Tag einzulegen, was mir seit unserer Abreise nicht gelungen ist.

Die Migräne ist glücklicherweise auf dem Abmarsch und die Ruhe tut mir gut. Ich schwimme, lese und schreibe. Ein paar M&Ms finden wieder den Weg in meinen Mund. Schade, dass meine Lust auf Süßes nicht verschwunden ist. Auf Brot und Kartoffeln kann ich inzwischen sehr gut verzichten, aber fiese Süßigkeiten erscheinen mir nach wie vor wie das größte Glück auf Erden.

Tag 193

Wir schwitzen. Im Magic Kingdom schaffen wir kaum noch die angepeilten Attraktionen, haben aber trotzdem viel Spaß – besonders, als meinem Sohn im „Splash Mountain" wegen einer großen Wasserfontäne die Baseballkappe vom Kopf fliegt; zuerst gegen die Stirn meiner Tochter, dann weiter nach hinten. Ein hinter uns sitzendes Mädchen findet die Cap auf ihrem Sitz. „You're welcome!" Glück gehabt!

Ständig wird mir bewusst, wieviel besser ich mich fühle. Ich bin mehr bei mir, bin wieder ich selbst … Das klingt bestimmt alles sehr pathetisch, aber ich realisiere immer stärker, wie das Übergewicht mein Lebensgefühl bestimmt hat. Sicher, ich habe nicht fast zwei Jahrzehnte damit verbracht, Trübsal zu blasen und mit meinem Schicksal zu hadern. Dennoch – dass es mich so sehr belastet hat, eine dicke Frau zu sein, gestehe ich mir jetzt erst ein.

Noch ein paar Stunden die „Waltons" gucken, dann heißt es „Gute Nacht, John-Boy", „Gute Nacht, Kirsten".

Tag 194

In Amerika ist alles größer. Die Betten, die Waschmaschinen, die Kühlschränke, die Chipstüten und Getränkeverpackungen und natürlich die Straßen. Breit, übersichtlich, gemütlich. Nur auf den vielbefahrenen Highways in Nähe der Großstädte komme ich in Wallung, denn man darf nicht nur von links, sondern auch von rechts überholen. Doch ansonsten herrscht easy going. An Stopp-Schildern gilt die Nacheinander-Regelung und man verständigt sich mit Blickkontakt. Es wird nicht gerast und gehupt. Ich finde das herrlich und darum stört es mich auch nicht, dass mein Mann uns von früh bis spät durch die Gegend gurkt. Wenn es nach ihm ginge, würden wir noch viel mehr fahren, aber auch so sind wir schon dauernd unterwegs – heute auf dem Weg vom ersten Ferienhaus in der Region Orlando zum zweiten Ferienhaus in Cape Coral. Beide Orte sind nicht die schönsten, aber im ersten Fall ist die Anzahl an Freizeitparks besonders hoch und im zweiten Fall die Infrastruktur großartig. Außerdem stehen hier die schönsten und bezahlbarsten Häuser.

Die Villa in Cape Coral sieht genauso aus, wie wir es erwartet haben. Sehr sauber, super ausgestattet und sie hat einen traumhaften Pool-Bereich mit mehreren Sitz- und Liegezonen, Spa und Wasserfall. Hach, herrlich! Noch bevor ich die Koffer ausgepackt habe, stolziere ich im Badeanzug die breite Pooltreppe ins Wasser – und bekomme einen Tobsuchtsanfall. Das Wasser ist nicht nur warm, es ist heiß! Aaah, das kann ich ja überhaupt nicht leiden! Ein Thermometer existiert nicht, aber ich bin mir ziemlich sicher, dass die Temperatur mindestens 36 Grad beträgt, wenn nicht sogar noch mehr. Das geht einfach gar nicht, wenn die Außentemperatur zwischen 35 und 40 Grad Celsius liegt.

Die Solarheizung ist angeschaltet. Wir müssten lediglich einen Hebel betätigen, aber rufen vorsichtshalber bei der Verwaltung an und fragen um Erlaubnis. Nein, das dürfen wir nicht, die deutsche Vermieterin möchte, dass außer dem Poolboy niemand an den Knöpfen spielt. Leider ist heute Samstag und so müssen wir uns bis Montag gedulden und abwarten, ob tatsächlich etwas geschieht. Bei dieser Lufttemperatur ist der Pool nur nachts benutzbar. Ich ziehe ein beleidigtes Gesicht und versuche, mich nicht allzu sehr zu ärgern. Für die derzeitige Hitzeperiode kann ja niemand etwas, aber der Pool ist nun einmal das Allerbeste an diesem Ferienhaus und ich finde es extrem ärgerlich, ihn nicht benutzen zu können. Nachdem ich es doch zehn Minuten tue, bekomme ich heftige Kopfschmerzen. Klar – wer geht schon bei solch einem Wetter ins Thermalbad?

Erst einmal zum Trost was essen. Bei Perkins gibt es für mich „Grilled Tilapia" mit Broccoli und Salat. Der Fisch schmeckt prima!

Tag 195

Oh, wie klasse! Mein Mann hat bei Publix „Oat Bran Cereals" gefunden, also Haferkleie-Cerealien! Ich bin so erleichtert, denn meine Pépites sind fast alle. Zwar schmeckt die amerikanische Variante nicht ganz so dolle, aber sie macht satt und ist genau das Richtige für mich.

Ein Thermometer fürs Wasser haben wir auch gekauft: 36 Grad. Sag ich doch, das ist indiskutabel. Darum fahren wir nach dem Frühstück an unseren Lieblingsstrand auf Sanibel Island, den Lighthouse Beach. Wir lassen uns doch von den Pooltemperaturen nicht vorschreiben, ob wir baden gehen oder nicht! Sanibel Island ist so etwas wie die floridianische Version von Sylt: Sehr hübsch, sehr idyllisch, sehr teuer. Man kann direkt am Strandübergang parken und befindet sich nach fünf Schritten im Paradies.

Die mitgebrachten Utensilien aus dem Ferienhaus – Klappstühle, Sonnenschirm und Kühlbox – erweisen sich als voll funktionsfähig und wir genießen Sonne, Strand und Meer, bis es uns mal wieder zu heiß wird. Doch das ist ja das Schöne an Florida: Hier wird einem nie langweilig. Wir müssen endlich in die Edison Mall, wo man ausgiebig und vor allem überdacht shoppen kann.

Mir passt jetzt so viel! Vor lauter Begeisterung darüber würde ich am liebsten alles kaufen, aber das geht ja nicht. Erstens, weil wir nicht reich sind und zweitens, weil man pro Person „nur" Waren im Wert von 430 Euro über die Landesgrenze transportieren darf. Wie bedauerlich, denn wenn ich so weitershoppe, habe ich dieses Limit sehr schnell erreicht. Meine neuen Favoriten heißen Hilfiger und Loft. Fassungslos starre ich mich wieder und wieder in den Spiegeln der Umkleidekabinen an. Bin das wirklich ich, die mir mit reingesteckter weißer Bluse und Jeans entgegenblickt und so gar nicht dick aussieht? Ich freue mich auf Kleider, kurze Hosen, T-Shirts, Gürtel … Ich brauche ganz dringend Geld!

Mein Sohn hasst es, dass wir dauernd essen gehen, aber mein Mann und ich haben keine Lust zu kochen oder zu grillen, weil wir das den Rest des Jahres zu Hause ausgiebig erledigen. In Florida kann man für 55 Dollar in Restaurants der Mittelklasse gut zu viert satt werden, wenn man auf Vor- und Nachspeise verzichtet. Cola und Wasser werden nachgefüllt, ohne dass man dafür bezahlen muss und die Portionen sind ohnehin groß genug. Heute treibt uns der Hunger zu Applebee's, wo uns ein gut gelaunter junger Typ bedient.

In Deutschland war er auch schon mal, erzählt er uns, und zwar in der Bispinger Skihalle. Ganz besonders schätzt er Überraschungseier, die in den

USA wegen des nicht essbaren Spielzeugs im Inneren der Süßigkeit verboten sind. Das stimmt – ich habe vor Jahren einen Artikel darüber geschrieben und mich seinerzeit sehr gewundert. Der arme Bubi. Er ist so nett und muss ohne Ü-Eier leben! Einmal mehr benehme ich mich mindestens so peinlich wie Doris Schneider, die Mutter aus „Türkisch für Anfänger". Finden zumindest meine Kinder. Ich mag Doris Schneider und biete darum dem charming boy an, ihm eine Ladung Überraschungseier zu schicken. Der freut sich vielleicht! Sein Nachname lautet Carlisle, den kann ich mir gut merken, weil ich mir die Belinda-Brücke baue. Heaven is a place on earth!

Tag 196

Endlich! Der Poolboy hat die Heizung ausgestellt – jetzt werde ich bald schwimmen können. Ich bin total erleichtert und steige auf die Waage. Was bin ich froh, die mitgenommen zu haben, weil ich mich sicher mit ihr fühle. Ist vielleicht schon auch ein bisschen krank, aber tatsächlich empfinde ich die Waage als so was wie ein Grundbedürfnis.

Am Strand bekommen wir Farbe, während wir am Leuchtturm Muscheln sammeln. Als wir mittags zum Ferienhaus zurückkehren, ist das Wasser im Pool bereits auf 33 Grad abgekühlt. Überglücklich ziehe ich meine Bahnen und knabbere anschließend genüsslich an panierten Hähnchenteilen herum. Befinde ich mich jetzt bereits in der dritten Phase der Diät? Das weiß ich selbst nicht so genau, denn an Brot traue ich mich zum Beispiel überhaupt noch nicht heran. Nein, das hier ist eher die Urlaubsvariante. Ich beschließe, direkt nach dem Urlaub richtig in die nächste Phase einzusteigen. Mein Gefühl sagt mir, dass ich genug abgenommen habe und alles irgendwie zu mir passt.

Ein großes Teenager-Drama unterbricht meine Gedanken: Oh Gott, das Internet geht nicht, welch Katastrophe! Stundenlang von Deutschland abgeschnitten zu sein, halten die internetsüchtigen Kleinen kaum aus. Wir beruhigen die Nerven mit einem Besuch im Western Store und im Tanger Outlet, wo wir so richtig schön bei Adidas, Nike und Hilfiger zuschlagen. In Tommy Hilfiger habe ich mich sowieso verliebt – die Klamotten sitzen einfach unheimlich gut und ich schwanke zwischen Größe M und L. Ich! In M! Ach, es ist so befriedigend endlich wieder den weiblichen Urinstinkten folgen zu können. Ich könnte nur noch kaufen, kaufen, kaufen, so schön ist das.

Spätabends genieße ich das blubbernde Wasser im Whirlpool und denke an die bevorstehende Buchmesse. Die zentrale Frage „Wie kleide ich mich vorteilhaft und sehe so wenig dick wie möglich aus" entfällt. Halleluja!

Tag 197

Meine Güte, wenn ich so weitermache, werde ich noch bewegungssüchtig. Sportlich geradezu. Wer hätte das gedacht? Ich nicht. Meine linke Schulter tut vom vielen Schwimmen etwas weh und ich ruhe mich nach meinen Fitnesseinheiten im Whirlpool aus. Wenn mich keiner sieht, fasse ich mir selbst an die Oberschenkel. Sie sind zwar nicht straff und jugendlich, aber fühlen sich fast knöchern an. Da war so viele Jahre nichts als Speck und nun spüre ich Knochen und Muskeln. Ehrlich, meine Beine und Arme sind das Allerbeste; ich bin ein bisschen in meine vier Gliedmaßen verliebt.

Die Edison & Ford Winter Estates in Fort Myers sind einfach wunderschön. Die Herren Erfinder haben es sich damals sehr hübsch gemacht und außerdem boten sie lauter Moskitos und No See Ums – hinterhältigen Stechviechern, die man zwar spürt, aber nicht sieht – ein artgerechtes Zuhause. So ein Mist! Bis auf meinen Mann sind wir in diesem Urlaub alle ganz schön gepiesackt. Eine Fahrt zur CVS Pharmacy ist unerlässlich. Ach, ich mag das einfach total! CVS und Walgreens sind eine Mischung aus Drogerie und Apotheke – so wie man das aus „Desperate Housewives“ kennt. Wenn man Glück hat, entdeckt man sogar einen Apotheker, der aussieht wie George, der Nachfolger von Rex van de Kamp. Ehrensache, dass man sich dann ganz kurz wie Bree verhält und kerzengerade durch die Gänge stolziert!

Unsere George-Variante empfiehlt „Itch Relief Cream“ und liegt damit genau richtig. Himmel, das Zeug ist klasse! Wirkt viel besser als Fenistil und wird bei nächster Gelegenheit als Mitbringsel nachgekauft. Und weil jetzt kaum noch etwas juckt, jage ich die Meute gleich noch durch die Shell Factory. Das ist vielleicht ein ulkiger Laden! Wie der Name schon sagt, gibt es dort jede Menge Muscheln – aber das ist nicht alles. Dort befindet sich ebenfalls ein Sammelsurium der schönsten bis allerkitschigsten Geschenkartikel. Dosen, Klamotten, Haustierbedarf, Karten, Uhren, Schmuck und unfassbar viel Krimskrams. Man weiß nicht, ob man lachen oder weinen soll, weil die ganze Atmosphäre surreal rüberkommt und Elvis-Ecken mit einer Abteilung voller ausgestopfter Tiere Hand in Hand gehen.

Dort neben den Riesenviechern, die zum Teil auf Knopfdruck dämliche Sachen sagen, warten meine Lieben ein wenig gelangweilt, als ich das Mekka aller Christmas-Fans aufsuche. Endlich! Es vergeht kein Urlaub ohne den Kauf von Christbaumschmuck und ich gehe die Sache mit dem nötigen Ernst an. Allzu viel nehme ich nie mit, denn dann macht es keinen Spaß mehr. Die einzelnen Teile wollen zelebriert und sorgsam ausgewählt werden. Ich entscheide mich für einen Minigolf spielenden Weihnachtsmann, Cowboyhut, Lolli und Joy-Schriftzug – alles in den Farben grün/rot/weiß. Sehr schön, ich bin zufrieden, wir können weiter.

Wir machen dies und das und genießen den Urlaub unheimlich. Für meinen Mann und mich ist er mehr als ein normaler Urlaub, denn dieses Jahr haben wir vermutlich zum letzten Mal unsere beiden Kinder dabei. Sie werden erwachsen und ihre eigenen Wege gehen. Das ist auch gut so, weil wir zwar unsere Familienurlaube immer sehr geliebt haben, aber nun auch eine gewisse Vorfreude auf das Reisen zu zweit aufkommt. Für mich bedeuten die Wochen das Ende der sehr harten Abnehmphase. Ich werde gelassener, denke zwar immer noch dauernd an meine Figur, aber weiß, dass ich es im Grunde genommen geschafft habe. Wenn wir wieder daheim sind, kann ich mich nach all den Monaten endlich wieder aufs Schreiben konzentrieren. Ich freue mich täglich mehr drauf und bin sehr erleichtert. Fast hatte ich befürchtet, meine Inspiration wäre komplett flöten gegangen, aber es war wohl doch nur der Kraftaufwand für die Diät. Was ich mir in 19 Jahren angefuttert habe, konnte ich offensichtlich nicht einfach nebenbei wieder abschütteln.

Da wir ganz schön viele Kilometer abreißen, beschließen wir, nicht wie geplant auf die Keys zu fahren, was nochmal eine lange Fahrzeit bedeutete, sondern eine geführte Tagestour samt Kapitän auf einem Boot zu buchen. Darauf freuen wir uns alle wie verrückt, weil wir das auch im vergangenen Urlaub als absolutes Highlight betrachtet haben.

Ich überwinde mich und lasse mich erneut ins Tanger Outlet kutschieren. Maidenform lautet das Ziel – ein Unterwäschegeschäft. Oh je, die Komplexe sind wieder da. Ich mag das nicht, betrete aber trotzdem tapfer mit meiner Tochter den Laden. Gott sei Dank, es stehen zwei dicke Verkäuferinnen vor mir, die auch noch sehr nett aussehen. Obwohl mein Verstand mir sagt, dass ich schlanker als die beiden bin, fühle ich mich wie sie. Einen BH bräuchte ich, trage ich mein Anliegen vor, einen, der stützt und hebt und sowieso perfekt sitzt. Meine amerikanische Größe kenne ich nicht, antworte ich auf Nachfrage und selbst bei der deutschen Größe sei ich mir nicht sicher, weil ich gerade sehr viel abgenommen habe. Die beiden nicken mit Kennerblick und erkundigen sich danach, welche Größe ich denn meine zu benötigen. „95 D?", frage ich unsicher. Die beiden schütteln den Kopf und mustern meinen Busen. „Oh no, honey, that's not a 95 D. That's a 40 D." Sie nicken und sind sich einig.

Was soll ich sagen? 40 D, was bei uns 90 D bedeutet, passt wie angegossen. Und da in Amerika alles günstiger wird, sobald man mehr davon kauft, greife ich dreimal zu. Drei BHs und drei Slips, die den Hintern leicht anheben, fertig. Hat gar nicht wehgetan, war günstig und ich weiß endlich meine aktuelle Körbchengröße. Herz, was willst du mehr!

Tag 198

Erwäge, Franziska van Almsick auf Facebook eine Freundschaftsanfrage zu schicken, soviel wie ich jetzt schwimme. Habe das Gefühl, bereits ein Schwimmerkreuz und halbwegs definierte Oberarme zu bekommen.

Den Schock, eine weiße Jeans gekauft zu haben und darin auch noch gut auszusehen, muss ich erstmal verdauen. Wie lange ist es her, dass ich eine weiße Hose getragen habe? Das muss auf jeden Fall vor meiner ersten Schwangerschaft gewesen sein.

Mein Steak mit Gemüse im Outback Steakhouse ist sehr lecker. Hier werden wir jetzt häufiger essen und außerdem sind die Bedienungen mal wieder wahnsinnig nett. Die Rechnungen verzieren sie mit „Thank you" und Smilies, sie fragen nach dem Befinden und der Heimat – alles Dinge, die in Deutschland niemand hinbekommt.

So gut gestärkt bringen wir den Rest der wichtigsten Einkäufe gleich auch noch im Miromar Outlet hinter uns, wo besonders Fossil die besten Rabatte hat. Ich habe fertig.

Als ich abends auf die Waage gehe, traue ich meinen Augen kaum, weil ich schon wieder etwas abgenommen habe. Dabei esse ich täglich Gemüse und sogar etwas Obst. Dukan funktioniert! Es funktioniert, ich bin der lebende Beweis!

Tag 199

Was für ein Traumtag! Unser Käpt'n Jens bringt uns mit seinem schnellen Boot, einer Formula 28 SS, an die schönsten Strände und unterhält uns perfekt. An entlegenen Inseln gehen wir von Bord und plantschen im flachen Wasser, beobachten Manatees und schlürfen Cocktails. Willkommen im Paradies! Mit einem Golfcart erkunden wir die Millionärs-Örtchen Gasparilla Island und Boca Grande und träumen von einer reichen Erbtante in Florida. Seufz. Das Leben kann so einfach sein.

Von morgens bis nach Sonnenuntergang sind wir unterwegs, werden dabei rot bis dunkelbraun und würden am liebsten nie wieder etwas anderes tun als mit Jens la dolce vita zu genießen. Nur wer auch mal dick war, wird nachvollziehen können, wie viel wohler ich mich im Badeanzug vor einem fremden Mann fühle – besonders wenn ich immer mal wieder über die Leiter das Boot besteige oder verlasse. Es ist nicht lange her, dass ich bei solchen Aktionen lieber gleich an Bord blieb. Viel zu peinlich, viel zu mühsam, viel zu entwürdigend.

Etwas schwierig gestaltet sich für mich an diesem Tag die Nahrungsaufnahme. Ich möchte nicht über die Diät sprechen, aber werde schon morgens mit einem Drink behelligt, der alles andere als dukantauglich ist. Hm, was mache ich denn nun? Ich trinke ihn und nichts passiert. Nachmittags beim gemeinsamen Essen von lauter frittierten Schweinereien verdrücke ich zwar ein bisschen und könnte vor Begeisterung laut aufstöhnen, doch irgendwann verziehe ich mich mit einem kurzen Seitenblick zu Mann und Kindern in Richtung Toilette, um Zeit zu schinden. Besser ist das und Jens muss ja nichts mitbekommen …

Während meiner Abwesenheit berichtet mein Mann von meiner Abnahme, weil die Situation es einfach erfordert. Wieder einmal stellt sich heraus, dass vieles ganz anders ist, als es auf den ersten Blick scheint. Wir hatten unseren Kapitän als unbekümmerten Lebenskünstler wahrgenommen. Als einen, der bestimmt das Wort „Gewichtsprobleme“ überhaupt nicht kennt, sondern lediglich überlegt, ob er mit Köpper oder Salto ins Meer springen soll.

Ich sitze wieder auf meinem Platz, als die Stimmung ernst wird. Jens‘ Frau ist letztes Jahr an den Folgen einer missglückten Magenverkleinerung viel zu früh verstorben. Auch sie war im Laufe der Jahre immer dicker geworden und wusste sich keinen Ausweg. So viel Kummer und Leid wegen des Übergewichts, so viele Tränen. Wie gerne hätte ich Jens früher kennengelernt und ihm von meinem Dukan-Glück berichtet. Vielleicht wäre seine Frau dann jetzt noch am Leben.

Tag 200

200 Tage Dukan-Diät und Shopping bei Victoria's Secret. Mehr gibt es zu diesem denkwürdigen Tag nicht zu sagen.

Tag 201

Ganz ohne Migräne geht es offenbar nicht, aber ich trage es mit Fassung und nehme ein Triptan. Wir gurken herum: Strand, Outback Steakhouse, Pine Island mit seinen schönen bunten Häuschen auf Matlacha und Bokeelia und Fort Myers Beach, wo meine Tochter sich ein Airbrush-Tattoo auf den Arm malen lässt.

Ein bisschen peinlich ist es mir ja schon, aber ich gucke so gerne bei den Amis in die Glotze. Anscheinend läuft täglich die „Supernanny", was ein Heidenspaß ist. Man geht hier nicht so zimperlich wie in Deutschland mit den kleinen Störenfrieden um, soviel steht mal fest. Damit die Supernanny auch wirklich was zu melden hat, lässt man sie aus England einfliegen. Ich finde sie beeindruckend und hätte sie gerne an meiner Seite gehabt, als bei uns die Nacht zum Tag gemacht wurde.

Wenn bloß die ständige Werbung nicht wäre! Alle zehn Minuten nerven Werbeblöcke.

Endlich kann ich Manülchen und Britta per Mail mit Ganzkörperfotos beglücken, die sich wahnsinnig mit mir über den Erfolg freuen. Wolfgang habe ich inzwischen mit der Abnahme überholt. Überhaupt ist es sehr angenehm, sich gelegentlich mit anderen Gewichtsgeplagten auszutauschen und gegenseitig zu motivieren. Mir hilft das sehr. In mir reift der Wunsch, es in Zukunft vielleicht selbst einmal als Diät-Coach zu versuchen. Mal sehen!

Tag 202

Nur noch ein Kilo, dann habe ich tatsächlich 40 Kilo in sieben Monaten runter – dabei habe ich es gar nicht darauf angelegt. Es kommt mir vor, als sei es nur wenige Wochen her, dass Susanne mir von ihrer 30-Kilo-Abnahme erzählte und ich ungläubig die Augen aufriss. So viel würde ich sowieso nicht schaffen, dachte ich. Und jetzt habe ich mehr als sie abgenommen! Wir mailen uns immer noch und berichten gegenseitig von den Dukan-Erlebnissen.

Mann und Sohn gucken sich heute jede Menge Autos im „Muscle Car City" an. Weil wir das schon kennen und nicht die Motorfans sind, bleiben Tochter und ich zu Hause. Wie so oft, verbringe ich Stunden im Pool und freue mich über das perfekte Wetter. Später essen wir Fisch im Red Lobster, was aber eher enttäuschend ausfällt. Da probiere ich lieber meine neuesten Joghurt-Funde aus den Supermärkten. Mir ist nämlich zuerst im Ferienhaus und dann vor den Kühlregalen aufgefallen, dass „Greek Yoghurt" anscheinend für besonders schmackhaft, gesund und kalorienarm steht. Nun gut, lebe ich jetzt also auch griechisch. Die Joghurts haben um die 80 Kalorien pro Becher und schmecken wesentlich gehaltvoller und besser als vergleichbare Varianten in Deutschland. Dukantauglich sind sie nicht, aber bestimmt immer noch besser als M&M Peanut Butter, auf die ich tapfer verzichte.

Noch schwerer fällt mir nur der Verzicht auf Eis. Seit Tagen befinden wir uns für unseren Sohn auf der Suche nach Ben & Jerry's Cookie Dough Eis und stehen darum häufig vor Eisregalen herum. Das sieht alles so lecker aus! Ich würde schrecklich gerne und weiß auch, dass die Welt nicht untergehen würde, wenn ich mir ein Becherlein genehmige. Aber … nein, ich bin noch nicht bereit für solche Extras und konzentriere mich auf Griechenland.

Tag 203

Alle Kinder Floridas haben heute nach den über zweimonatigen Sommerferien ihren ersten Schultag. Back to school in den USA, das ist ein großes Thema. In den Nachrichten wird darüber berichtet, die Kaufhäuser locken mit Sonderangeboten und überall kreuzen die hübschen gelben Schulbusse auf. Wir brechen zeitgleich mit ihnen auf, haben aber ein tolleres Ziel als eine Lehranstalt: Wir fahren in die Everglades.

Die Strecke zieht sich elendig in die Länge, aber da müssen wir leider durch. Wer mit den Indianern im Airboat durch die Sümpfe fahren will, hat nun einmal einen weiten Weg vor sich und sieht außer Straße und Grün rein gar nichts. Vielleicht hin und wieder mal einen Alligator oder ein paar Strafgefangene, die in der Hitze ihre Arbeit verrichten.

Oder endlich eine öffentliche Toilette! Ich steige schnell aus und eile durch die brüllende Hitze. Die kurze Zeit auf dem Klo nutzt ein Moskito, um mich aufzufressen. Boah, wie das juckt! Schnell alle Mann aus dem Auto und mit „Off" einsprühen, damit weitere Stiche verhindert werden!

Die Miccosukee Indianer sind oft etwas mürrisch, aber irgendwie mögen wir diese eigenartige Brummeligkeit. Wir parken direkt vor der Airboat-Station und haben noch etwas Zeit um rüber zum Laden zu gehen, vor dem eine riesige Flagge weht. Die Miccosukee-Flagge sieht fast wie die deutsche aus, lediglich ein weißer Streifen kommt noch hinzu. Ich kaufe mir einen kleinen lilafarbenen Traumfänger-Schlüsselanhänger und beobachte staunend, wie mitten im Nirgendwo der indianische Sheriff einige Autos anhält, damit ein paar Busreisende zu Fuß die Straße überqueren können. Es wäre ein Leichtes, ohne fremde Hilfe über die Straße zu kommen, weil hier wirklich nicht viel los ist, aber auch das ist Amerika – selbst hier.

Da ist er! Unser Lieblingsindianer! Er gesellt sich zu uns, während wir auf die Abfahrt warten. Der vielleicht sechzigjährige Mann hat uns schon einmal durch die traumhafte Sumpflandschaft geführt. Natürlich erkennt er uns nicht wieder, aber wir erkennen ihn. Hach, Winnetou! Ich komme mir vor wie in einem Hollywood-Streifen, als er seine Weisheiten von Natur, dem ewigen Kreislauf und Menschenhand vom Stapel lässt. Vielleicht ist es eine Masche, aber das ist mir egal. Wir sind komplett begeistert und ich träume wie als Kind davon, mit einer Feder im Haar ums Lagerfeuer zu tanzen.

Meine romantischen Phantasien finden ein jähes Ende, als der Häuptling erklärt, dass sein junger Kollege unser Käpt'n wird. Es erscheint ein komplett goldbezahnter Jüngling mit Sonnenbrille, Schweißbändern und Riesenschuhen, der uns fragt, ob wir guys ready sind. Yo, man!

Na ja, schade eigentlich. Der-mit-den-Goldzähnen kann zwar tolle Kunststücke mit dem Airboat vollbringen, aber er ist nun mal nicht Der-die-Natur-und-sein-Volk-liebt. Trotzdem ist die Zeit auf dem Boot eine der schönsten Stunden des gesamten Urlaubs. Wir sehen eine Riesenschildkröte mit ihren Eiern und erfahren, dass das Alligatorweibchen, welches direkt neben meinen Füßen verweilt, ganz bestimmt mehr Angst vor uns als andersrum hat.

Krokodile wollen Menschen fressen, Alligatoren nur ihre Ruhe. Irgendwie beruhigend.

Es gibt in den Everglades eine hübsche kleine Galerie mit den schönsten Schwarzweiß-Fotografien, die ich je gesehen habe. Leider kann man diese Riesenbilder nicht mit nach Deutschland transportieren, aber meinem Mann fällt ein, dass wir in ein paar Wochen auf eine Schwarzweiß-Party eingeladen sind und noch kein Mitbringsel haben. Bisher hatte ich mich gedanklich nur mit meinem Outfit für diese Feier beschäftigt, so oberflächlich und banal, wie ich inzwischen drauf bin. Aber jetzt erstehen wir auch mal was anderes – einen schönen Kalender. Zusätzlich wandert das schätzungsweise fünfzehnte schwarze T-Shirt für meinen Sohn zu den Einkäufen, weil alle Farben außer dieser als uncool gelten.

Die Mägen knurren, als wir auf der schier endlos erscheinenden Rückfahrt über Naples im Outback Steakhouse einkehren. Langsam hängen mir Steak und Gemüse zum Hals raus und außerdem herrscht in dieser Filiale eine seltsame Atmosphäre. Düster, männlich, unfreundlich. Nee, so langsam reicht es denn auch. Ich esse fast täglich Broccoli, Möhren und Zuckerschoten. Viel mehr Gemüsesorten scheinen die Amerikaner nicht zu kennen und auch die Zubereitung fällt etwas langweilig aus. Mir fehlen Champignons und Pfifferlinge, gemischte Blattsalate und Radieschen. Die Tomatenscheiben bekomme ich immer aus den Burgern meiner Kinder, Gurken sind auch eher Mangelware. Es ist nicht so, dass es mir nicht schmeckt, aber abwechslungsreich sind die Gerichte hier nicht.

Tag 204

Gestern hat mein Sohn ein Foto von mir neben einem Marterpfahl geschossen. Dieses Foto befindet sich inzwischen auf dem Laptop. Was ich total verdrängt hatte: Vor zwei Jahren wurde ein fast identischer Schnappschuss von mir gemacht. Auf dem Computer zu Hause habe ich das Bild selbstverständlich sofort gelöscht, denn es ist schrecklich. In voller Breitseite, verschwitzt und mit aufgeplusterten Haaren stehe ich neben dem bunten Holzfritzen, wie das noch auf dem Laptop befindliche Gruseldokument beweist.

Nichtsahnend setze ich mich morgens im Ferienhaus an mein Laptop und starre das perfekte Vorher-Nachher-Foto an. Oh, mein Gott. „Wahnsinn, oder?", fragt mein Mann begeistert. Doch mir fehlen die Worte. Die Kinder schauen sich die beiden Bilder auch gleich an und schwanken ebenfalls zwischen Freude und Schockstarre. Meine Tochter ist mindestens so überrascht wie ich. „Als so dick habe ich dich nie empfunden!" Gutes Kind. Ich mich auch nicht. Aber das Wesen auf dem Vorher-Foto bin eindeutig ich. Mein Gesicht ist aufgequollen, vom Körper wollen wir lieber gar nicht reden. Selbst die Hände sind dick. Auf dem Nachher-Foto sehe ich aus, wie ich nun mal aussehe, wenn ich einen Zopf trage und ungeschminkt bin. Ganz normal, mittelalt, mittelschlank, kein Grund zur Panik oder zur Freude.

„Diese Bilder solltest du Pierre Dukan schicken! Damit kannst du auch super Werbung für dein Buch machen!", schlägt mein Mann vor. „Niemals! Nur über meine Leiche!", gebe ich matt zurück. „Freust du dich denn gar nicht, was du geschafft hast?", fragt er. Doch, klar! Ich freue mich. Ich freue mich eigentlich stündlich, dauernd, in jeder Klamotte, auf jeder Restaurantbank und an jedem Strand. Aber trotzdem will ich nicht so fürchterlich ausgesehen haben. Das bin doch auch ich –

und nicht nur vor zwei Jahren. Nein, so sah ich noch vor sieben Monaten aus! Wieso hat mir niemand geholfen?

Ich könnte heulen. Der Marterpfahlbeweis ist schrecklich. All die verpassten Jahre. Wäre ich nur früher auf die Dukan-Diät gestoßen. Vielleicht kann ich mit meinen Erfahrungen einigen Leuten früher den nötigen Tritt in den Hintern geben, damit sie nicht so lange wie ich leiden müssen.

***

Selbst schuld, wenn man während einer Diät in ein Burger-Restaurant geht: In Mel's Diner würde ich mein Grilled Chicken mit Spinat und Veggies am liebsten zurückgeben, so schlecht schmeckt alles. Das Gemüse kommt aus der Tiefkühltüte à la Leipziger Allerlei, das Hähnchen ist leicht angebrannt und sonst … Bäh. Ich bemühe mich, den anderen ihre Pommes und Burger nicht zu vermiesen und der 50er-Jahre-Musik keine große Beachtung zu schenken, weil ich die nicht mag. Der Laden ist ansonsten ganz witzig zurechtgemacht und viele Senioren lauschen verzückt den Klängen aus ihrer Jugend.

Für mich ist das gerade nichts. Die letzten Kröten werden für Billigklamotten in der Edison Mall ausgegeben und somit die Laune wieder hergestellt. Am Strand, wo das Wasser badewannenwarm ist, schießt mein Mann zum wiederholten Male und gegen meinen ausdrücklichen Wunsch lauter Fotos von mir im Badeanzug. So sehr ich mich auch bemühe, ich schreite nicht ansatzweise so knackig und lasziv wie Sylvie Meis und Michelle Hunziker aus dem Wasser. Ich bin und bleibe ein Trampel, aber immerhin falle ich jetzt nicht weiter auf. Seit fast 20 Jahren habe ich mich am Strand nicht mehr so wohl gefühlt wie in diesem Urlaub.

Tag 205

Dass ich hier abnehme, kann ich mir nur mit der Schwimmerei erklären. Anders ist das doch nicht möglich. Ich habe in den gesamten Urlaubswochen nicht einen konsequenten PP-Tag durchgezogen. Ich esse täglich Obst, nasche häufig zwei oder drei Pommes, manchmal ein bisschen Butterkeks und wenige M&Ms. Das ist so genial! Ich freue mich, fühle mich prima und überwinde jeden Morgen meinen inneren Schweinehund und schwimme, bis mir die Knochen schmerzen und ich in den Whirlpool wechsle. Das wird mir zu Hause sehr fehlen.

Heute ist es extrem heiß draußen. Nach ein paar Stunden im Pool sind wir fast alle so platt, dass wir das Haus nicht mehr verlassen wollen und mein Mann alleine in Richtung Captiva fährt. Unser Mittagessen in Bubba's Roadhouse ist enttäuschend. Obwohl der Saloon sehr geräumig ist, werden wir in eine Nische zu den anderen besetzten Tischen gequetscht. Das Steak lasse ich erstmalig zurückgehen, weil es nicht „well done", sondern „rare" gebraten ist. Zwar wird der Fehler behoben, aber auch die Krabben auf dem Teller meines Mannes sind nicht frisch, sondern Tiefkühlware. Komisch, dass viele Leute auf dieses Restaurant stehen – uns hat es überhaupt nicht gefallen.

Irgendwie nicht mein Tag: Beim Monopoly verliere ich. Aber bevor ein falscher Eindruck entsteht: Ich bin trotzdem sehr zufrieden mit der Gesamtsituation. Besonders als ich den ersten Koffer packe und feststelle, dass wir ganz schön viel Klamotten eingekauft haben. Die kritischen Bemerkungen meines Mannes, dass wir Probleme mit dem Zoll bekommen könnten, ignoriere ich. Wir liegen noch genau im erlaubten Bereich und ich lasse garantiert nichts hier zurück!

Tag 206

Als ich ein paar Tuben „Itch Relief Cream“ gegen unsere eigenen Insektenstiche und die der Freunde zu Hause einkaufen will, stoße ich auf M&M-ähnliche Schokokugeln von Atkins. Aaaah, die würde ich wirklich schrecklich gerne kaufen! Aber sie sind so teuer – 8,15 Dollar für eine übersichtliche Packung. Wie eine Suchtkranke scharwenzel ich um die Diät-Treets herum und überlege, ob ich wirklich dermaßen irre bin, so viel Geld für ein paar Süßigkeiten auszugeben, von denen ich noch nicht einmal weiß, ob sie mir schmecken. Nein, ich widerstehe, obwohl mein Mann mir sagt, dass ich mir die Dinger kaufen soll. Ich gebe das Geld lieber im „She Sells Sea Shells“ für dekorative Souvenirs aus.

An unserem letzten Abend in Florida gibt es für mich gegrillten Lachs, der mir famos mundet. Ein paar Tische weiter isst sich ein älteres Ehepaar satt, zuerst an der gängigen Vorspeise „Onion Rings“ – frittierte Zwiebelringe mit diversen Saucen – und danach an Hamburgern und Pommes. Was man nicht schafft, wird in mehreren Plastikbehältern mit nach Hause transportiert. Jedes Restaurant hat diese Dinge auf Lager und der Vorgang ist völlig normal. Um sich die Hände zu säubern, steckt Omi alle Finger in ihr Wasserglas und fängt meinen erstaunten Blick auf. Ich kann nicht recht deuten, ob es ihr peinlich ist, aber ich schäme mich fremd.

Es ist wahnsinnig heiß und wir verabschieden uns für vermutlich lange Zeit von unserem Traumland. Daheim hängt der Sommer mit maximal 15 Grad in den Seilen – bis auf das Wiedersehen mit unserem Hund zieht mich nicht viel zurück. Vielleicht noch der Appetit auf vernünftiges Essen. Ich fläze mich auf das gemütliche Sofa und schaue ein paar Folgen „Sex And The City“. Carrie und Big im Original, herrlich!

Tag 207, 22.08.2014

Das glaubt mir doch kein Mensch. 73,0 Kilo. Einmal von der Waage runter, kurz warten, nochmal drauf. 73,0. An meinem letzten Morgen habe ich das 40. Kilo geschafft. 40 Kilo in 7 Monaten. Drei Kilo in Florida abgenommen. Es ist so kitschig, dass ich ernsthaft überlege, mein eigenes Tagebuch zu fälschen und ein paar Gramm draufzuschlagen. Aber es ist wahr.

Mein Mann und meine Kinder sind genauso begeistert wie ich. Doch während ich kaum ein Wort herausbekomme, freuen sie sich lautstark. Mir ist das fast etwas unheimlich. Das ging alles so schnell. Jetzt ist es vorbei, ich möchte erst einmal nicht weiter gezielt abnehmen, sondern richtig in die dritte Phase einsteigen und mein Gewicht stabilisieren.

Unsere Kofferwaage gibt den Geist auf und die Koffer gehen kaum noch zu. „Wir müssen die Waage hier lassen“, sagt mein Mann. Spinnt der? Meine geliebte Waage, meine Retterin und Sicherheitsbeauftragte ganz allein in Florida zurücklassen – das bringe ich nicht übers Herz! „Nicht ohne meine Waage!“, entgegne ich und fände den Titel fürs Buch immer noch sehr gut. „Doch, wir lassen sie hier, du hast doch das gleiche Exemplar zu Hause stehen.“

Stimmt schon, aber es ist eben nicht *diese* Waage. Ich erhalte das Versprechen, im nächsten Urlaub eine neue Waage zu bekommen. „Das sind 20 Euro, die kriegen wir gerade noch so zusammen.“ Ja, ja, ich gebe mich geschlagen. Ich habe auch keine Lust auf Probleme mit dem Zoll wegen eines verdächtigen Gepäckstücks und ein paar Einkäufen mehr als geplant.

Der Property Manager Erik übernimmt die Abnahme des Hauses. Wir weisen darauf hin, dass wir eine nahezu neuwertige Personenwaage zurücklassen. „Oh, machst du auch Diät?“, fragt er mich und fährt ohne eine Antwort abzuwarten fort: „Ich habe gerade 10 Kilo mit Weight Watchers abgenommen.“ Dazu macht er eine lustige Model-Bewegung und präsentiert seinen Körper. Ich mache es ihm nach und zeige meinen Astralkörper: „Ja, ich auch. Ich habe gerade 40 Kilo mit der Dukan-Diät abgenommen!“ „Congratulations! Congratulations!“, ruft Erik begeistert.

Ich werfe einen letzten Blick auf meine digitale Begleitung und freue mich auf Zuhause. Mein zurückgewonnenes Leben fängt gerade erst an.

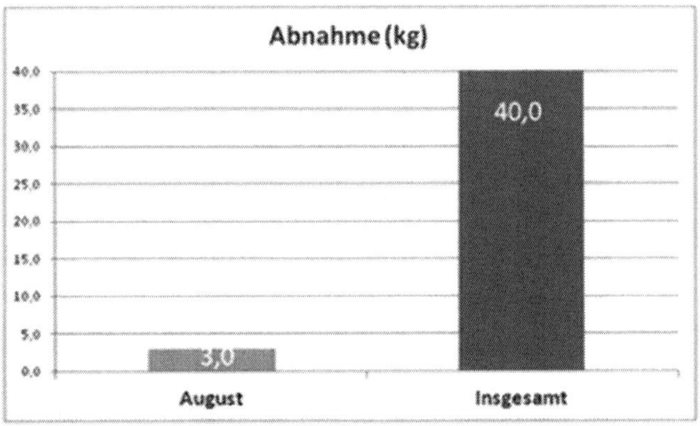

Endo

9
Gewichtsveränderung pro Woche

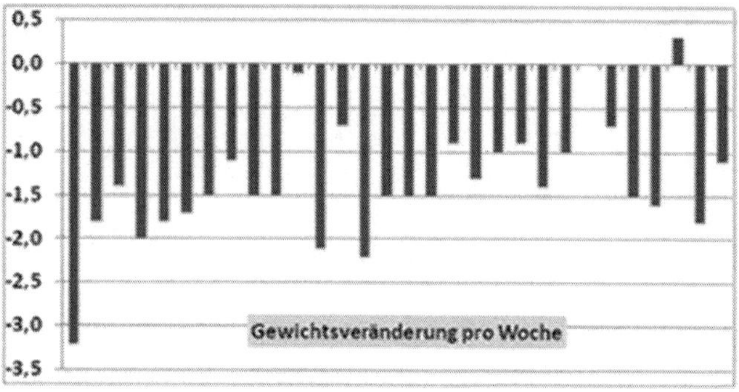

10
Meine Lieblings-Dukan-Rezepte

Möhren-Zucchini-Puffer
4 Karotten
1 Zucchini
1 Zwiebel
½ Packung 0,2 % Frischkäse
3 Eier
3 EL Haferkleie
Das Gemüse klein hacken. Alle Zutaten gut miteinander vermengen. In einer dünn mit Olivenöl bepinselten Pfanne bei mittlerer Hitze ausbacken.

***

Thunfischfrikadellen
1 Dose Thunfisch
1 kleine Zwiebel
1 TL Dijon-Senf
1 Ei
Pfeffer, Curry
Die Zutaten gut vermischen und zu kleinen Frikadellen formen. In dünn mit Olivenöl ausgepinselter Pfanne bei mittlerer Hitze braten.

***

Mikrowellen-Toast
2 EL Haferkleie
1 EL Magerquark
1 Ei
etwas Weinstein-Backpulver

Alles gründlich verrühren, dann in zwei flache Förmchen füllen. In der Mikrowelle bei voller Leistung 3 Minuten garen, anschließend mit einem Teigschaber aus den Förmchen lösen und kurz auskühlen lassen. Danach normal toasten. Mit 0,2 % Frischkäse bestreichen, Putenbrustaufschnitt drauflegen.

***

Kürbiscremesuppe

1 Hokaido-Kürbis
1 Bund Suppengrün
½ Packung TK-Kräuter
2 kleine Zwiebeln
frischer Ingwer
ein Schuss Magermilch

Den Kürbis in der Mitte teilen und mit einem Löffel die Kerne herauskratzen. Kürbis samt Schale in Würfel schneiden, in einen Topf geben und mit Wasser aufgießen, bis der Kürbis bedeckt ist. Suppengrün, Kräuter und Zwiebeln in Stücke schneiden und zugeben. Wenn alles weichgekocht ist, die Suppe pürieren. Frischen Ingwer dazugeben und statt Sahne kurz vorm Servieren Milch zufügen.

***

Putenfrikadellen

500 g Putenhack
1 Ei
1 Zwiebel
1 Knoblauchzehe
1 EL Worcestersauce
1 EL Tobasco oder Chili

Pfeffer
Alles gut vermengen und anschließend etwas ziehen lassen. Kleine Bällchen formen. Bei mittlerer Hitze gut durchbraten.

***

Eiersalat I
4 hartgekochte Eier
150 g Putenaufschnitt 2 %
8 Cornichons
2 EL Frischkäse 0,2 %
150 ml Magerjoghurt
2 TL Dijon-Senf
Pfeffer, Kräuter
Die Zutaten würfeln, hacken und vermengen, anschließend etwas im Kühlschrank ziehen lassen.

***

Eiersalat II
6 hartgekochte Eier
1 TL Dijon-Senf
2 EL Magerquark
2 EL Magerjoghurt
1 EL Frischkäse 0,2 %
1 EL Magermilch
Schnittlauch
Pfeffer, Kräuter
Von den Eiern zwei Eigelb aufbewahren, die restlichen entsorgen. Eiweiß in Würfel schneiden. Eigelb mit dem Senf zu einer glatten Masse verrühren, Quark, Joghurt und Frischkäse dazugeben, mit Milch verdünnen und glattrühren. Gehackten Schnittlauch, Gewürze und

Kräuter dazugeben und Eiweißwürfel unterrühren. Etwas im Kühlschrank ziehen lassen.

***

Champignoncremesuppe
300 g Champignons
1 Zwiebel
100 Hüttenkäse
1 EL Frischkäse 0,2 %
100 ml Magermilch
500 ml Gemüsebrühe
Pfeffer, Muskat
Die Champignons vierteln und in einem beschichteten Topf ohne Öl anbraten, bis sie leicht braun sind. Gewürfelte Zwiebel dazugeben und mitdünsten. Mit der Gemüsebrühe ablöschen und einige Minuten einkochen lassen. Hüttenkäse dazugeben und verrühren, bis er schmilzt. Frischkäse und Milch unterrühren und kurz aufkochen lassen. Die Suppe pürieren, anschließend würzen.
Dazu schmecken als Fleischeinlage Hähnchenfiletstreifen.

11
Literaturnachweis

„Die Dukan-Diät: Das Schlankheitsgeheimnis der Franzosen“ von Pierre Dukan Gräfe und Unzer Edition, Taschenbuch ISBN-13: 978-3833823718

7554659R00123

Printed in Germany
by Amazon Distribution
GmbH, Leipzig